“积极应对人口老龄化”全生命周期残疾防控科普系列丛书

丛书主编 | 郑晓瑛　郭　超

残疾预防与控制
——言语

梁　巍　邢亚静　张庆苏 ◎ 主编

中国人口出版社
China Population Publishing House
全国百佳出版单位

图书在版编目（CIP）数据

残疾预防与控制．言语／梁巍，邢亚静，张庆苏主编．-- 北京：中国人口出版社，2025.2

（"积极应对人口老龄化"全生命周期残疾防控科普系列丛书／郑晓瑛主编）

ISBN 978-7-5101-8892-3

Ⅰ．①残… Ⅱ．①梁… ②邢… ③张… Ⅲ．①残疾－预防（卫生）②语言障碍－预防（卫生）Ⅳ．① R1 ② H018.4

中国版本图书馆 CIP 数据核字 (2022) 第 234316 号

"积极应对人口老龄化"全生命周期残疾防控科普系列丛书

残疾预防与控制——言语

"JIJI YINGDUI RENKOU LAOLINGHUA" QUAN SHENGMING ZHOUQI CANJI FANGKONG KEPU XILIE CONGSHU

CANJI YUFANG YU KONGZHI——YANYU

梁巍　邢亚静　张庆苏　主编

责任编辑　江　舒

责任设计　侯　铮

责任印制　王艳如　任伟英

出版发行　中国人口出版社

印　　刷　小森印刷（北京）有限公司

开　　本　880 毫米 ×1230 毫米　1/32

印　　张　3.125

字　　数　45 千字

版　　次　2025 年 2 月第 1 版

印　　次　2025 年 2 月第 1 次印刷

书　　号　ISBN 978-7-5101-8892-3

定　　价　38.00 元

电子信箱　rkcbs@126.com

总编室电话　（010）83519392　　发行部电话　（010）83557247

办公室电话　（010）83519400　　网销部电话　（010）83530809

传　　真　（010）83519400

地　　址　北京市海淀区交大东路甲 36 号

邮　　编　100044

"积极应对人口老龄化"全生命周期残疾防控科普系列丛书

编委会

杨德刚　中国康复研究中心北京博爱医院
杨晓慧　首都医科大学附属北京同仁医院
杨艳玲　北京大学第一医院
张庆苏　中国康复研究中心北京博爱医院
张伟波　上海市精神卫生中心
张　新　中国康复研究中心北京博爱医院
郑晓瑛　北京协和医学院、北京大学

残疾预防与控制——言语

编委会

主　编　梁　巍　邢亚静　张庆苏

副主编　薛　静　赵　惠　于丽玫

编　委（以姓氏汉语拼音为序）

陈　滨　常玉林　杜巧新　郭煜然
胡艳丽　蒋　春　刘晨佳　梁　巍
罗　薇　史　泱　唐会晓　王　博
王丽燕　王　娜　王阳阳　薛　静
邢亚静　于丽玫　尹梦雅　袁永学
张　芳　赵　惠　赵　倩　张庆苏

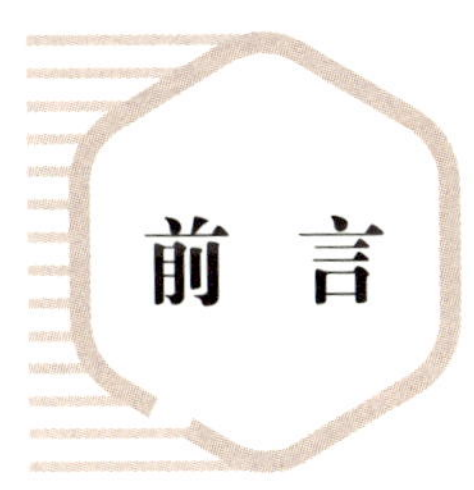

前言

语言是人类社会中约定俗成的符号系统，言语是人类音声语言（口语）形成的机械过程。正确的言语包括正确的发声、构音及合于文法规则的结构。言语、语言是人类独有的能力，也是人类相互表达想法、感受、需要和要求的重要交流工具。不幸的是，生理疾病、发育迟滞、语言环境剥夺或心理打击，很可能导致不同性质和程度的言语、语言障碍，甚至进一步发展为交流困难。及早发现、及早诊断、及早矫治是预防、减轻或延缓言语、语言障碍影响人的全面发展的重要手段和方法。

在我国，言语、语言康复仍是一门新兴学科，始于20世纪80年代末。在近40年的发展过程中，通过医学与康复领域从事言语、语言治疗的专业人士的不懈努力、探索、实践和总结，言语、语言治疗与康复逐步被人们认识，很多患者的言语、语言障碍得到了及时的康复治疗和训练，并取得了较好的效果，生活质量也得到了明显的改善，让人备受鼓舞和激励。但是我国人口众多，言语、语言障碍发病率居高不下，加之人口老龄化日益加剧，言语、语言障碍康复治疗的需求明显增加，给现有的专业化服务供给能力带来了巨大挑战。为了缓解这一挑战所带来的压力，积极响应、贯彻和推进健康中国战略，在“‘积极应对人口老龄化’全生命周期残疾防控科普系列丛书”专家委员会的指导下，中国听力语言康复研究中心会同北京博爱医院、中国听力语言康复科学杂志社言语语言治疗康复的专家学者，以言语残疾预防为题，组织编写专业科普知识，宣传科学预防和控制理念，目的是帮助社会民众树立全生命周期残疾预防与控制的意识，提升健康素养。

本套图书是供普通民众阅读的有关言语残疾预防知识

的普及读物，内容涵盖言语残疾的相关概念、分级标准、致残原因、常见类型及表现、流行病学特点、防治的原则和方法等。此外，本图书还针对社会普遍关注的儿童言语发育迟缓、功能性构音障碍、失语症、嗓音障碍、沟通与交往能力异常等典型障碍话题，以及特殊群体（如听障儿童、孤独症儿童、无喉者）特有的言语障碍有关问题，采用问答的形式逐一进行了解释和解读。全书以传播言语残疾预防科学的知识、理念、行为指导为重点，且编者在编写过程中尽量避免和减少专业词汇和术语，针对普通读者可能难以理解的术语、机制、防控措施等内容，进行了科普化文字的改编，并配以必要的图表，以增加本书的可读性，帮助读者理解。

本套图书是从读者的角度进行问题设置和内容组织的，不仅可以作为言语残疾预防科学的普及读物，解答普通读者对言语残疾预防与控制相关问题的困惑与误解，也可作为言语残疾预防与康复相关工作人员、媒体等开展宣传教育的参考用书。

本套图书的编写是一次关于开展全生命周期残疾预防

与控制科普宣传教育的有益尝试，尽管编者竭心尽力，付出了很大的努力，但篇幅有限，加之时间仓促，难免挂一漏万。不足之处，希望广大读者提出宝贵意见。全体编者也希望将以此次编写作为契机，加强沟通与合作，为进一步推动我国全生命周期语言残疾预防与控制事业的发展做出更大的贡献。

梁　巍

2024 年 12 月 30 日

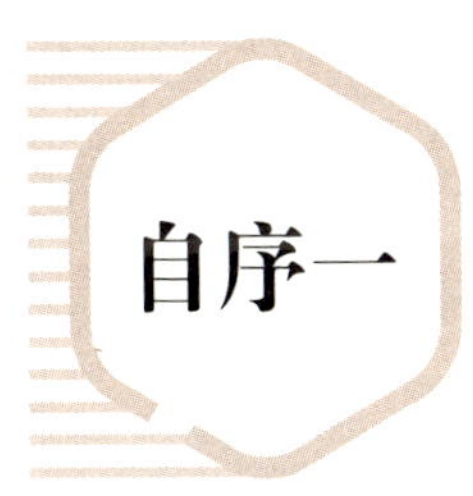

自序一

根据第二次全国残疾人抽样调查数据显示，我国残疾人占全国总人口的6.34%，其中言语残疾约127万人，占残疾人总数的1.53%。智力、精神残疾等原因引发的言语残疾与障碍则更多。然而，社会大众对于言语残疾的发病机理以及人对语言的认知与加工原理等没有明确的认识。这部分知识需要受到更多人的关注。本套丛书正是面向社会大众普及言语语言残疾预防的科学知识读物。

《中国听力语言康复科学杂志》作为行业科技核心期刊，承担了言语残疾预防与控制分册的出版任务。我们以问题为导向，组织各方专家编写的言语残疾预防和控制的科普知识，具有科学性、科普性、实用性以及突出全生命周期视角的特点，将对有效预防和控制言语残疾的发生、提升言语残疾防治技术能力、帮助言语残疾人士早期康复都起到积极作用。

从事残疾人事业15年至今，我很高兴看到这样一套惠民的系列丛书出版，并有幸参与编写。我衷心地希望这本书能够帮助大家深入了解言语残疾预防与康复的知识和方法，树立全生命周期言语残疾的预防与控制意识，也帮助每一位言语残疾障碍人士发声，帮助其与人正常交流。

邢亚静

2024年12月30日

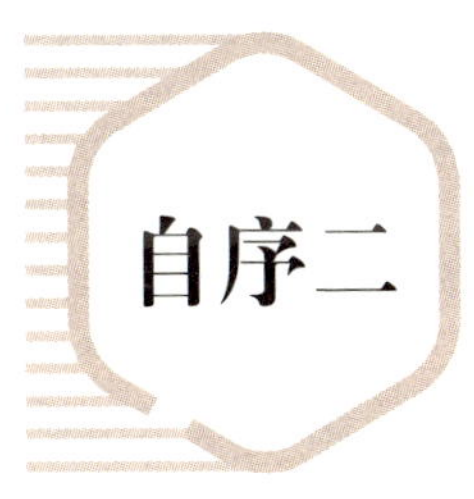

自序二

我在听力语言科专家门诊工作已经超过12年了，12年中我接诊过各种言语吞咽障碍儿童，家长带儿童就医的艰辛和曲折是旁人难以理解和体验到的，当家长面临儿童出现的言语吞咽障碍问题却不能从专业的渠道得到满意解答时，家长的焦虑和无助也经常会触动我。这本科普书，是国内在一线工作的言语语言治疗师的经验总结，这些专家通过通俗的方式把专业问题讲得直白易懂，内容翔实且全面。本书既是专业的总结，也是发展现状的报告和回顾，使看起来深奥的专业知识能够以科普读物的方式普及并惠及大众，使在这个领域中困惑的家长以及相关的专业人员更好地领会学习言语吞咽康复的相关知识内容，并兼具了临床和家庭的康复治疗指导作用。我作为本书的主编之一，很高兴参与了本书的编撰过程，也对我的同事和同行们在本书的编写、审查、修订过程中付出的艰辛努力表示诚挚的感谢。希望这本书秉承本系列丛书的编写宗旨，发挥科普的力量，惠及广大人民群众。

张庆苏

2024年12月30日

目录

第一章　言语、语言与沟通的基本概念

第二章 言语残疾的基本内涵

第三章 常见言语残疾的预防与康复

第四章 特殊群体言语残疾的预防与康复

第一章　言语、语言与沟通的基本概念

1. 什么是言语

2. 什么是语言

3. 什么是沟通

4. 言语、语言与沟通三者的区别与联系分别是什么

5. 构成言语与语言的生理基础有哪些

6. 言语或语言的心理基础是什么

7. 人类的语言具备哪些共同特征

8. 儿童的言语和语言发展有什么阶段特征

9. 影响儿童言语、语言发展的因素有哪些

1. 什么是言语

人们在日常生活中经常将“言语”和“语言”混为一谈，但从言语及语言病理学的角度来看，“言语”和“语言”是具有不同内涵的两个概念。

言语是人类音声语言（口语）形成的机械过程。简单地说，这个“机械过程”就是说话者通过大脑复杂的编码过程，将想表达的内容通过呼吸系统、振动系统、共鸣系统以及声带、唇、下颌、舌头等发音和构音器官的协调运动传输出来，并转变为能让听话者理解、符合语法和语言运用规范的语音过程。因此，言语是人类有声语言的第一步，既包括人说话的动态机械过程（发声与构音过程），也包括这一机械过程所产生的结果，即语音。

2. 什么是语言

语言是人类社会中约定俗成的符号系统。人们通过应用这些符号达到交流的目的。相对于人类言语过程（口语）所产生的结果“语音”而言，语言是语言的音声表现形式，与语言相互依存。首先，人们所想表达的意义要依托语音进行表达；其次，没有任何思想意义的声音（如打喷嚏声、咳嗽声等），不能被称为语音。

世界上存有上百种语言，每种语言都有其特定的符号及规则。人类个体对语言规则的理解运用能力称为语言能力。语言能力既包括对音声语言符号的运用（表达）和接受（理解）的能力，也包括对文字语言符号和姿势语言（如体态语、手势语）符号的运用（如书写、打手语）、接受（如阅读、看手语）的能力。

3. 什么是沟通

沟通又称交流，是用来交流信息、意念、感受、需求与渴望的过程。这一过程包括四个要素：信息的传递者、信息的接受者、共有的意图及共有的沟通方式。人们通过沟通可以实现的功能包括：

①提供信息；

②获取信息；

③表达感觉、情意；

④影响他人的行为；

⑤获得他人的注意；

⑥增加人际亲密度；

⑦合作互动；

⑧表达个人的独特及独立性；

⑨创造与想象；

⑩进行历史性回顾与联结。

为了实现上述功能，人类个体借助眼神、面部表情或肢体动作进行交流。这种方式称为非语言沟通方式。例如，在未获得语言的音声表达能力之前，婴幼儿多会采用非语言的沟通方式与周围的人进行互动交流；当人类个体掌握某种语言能力之后，如借助口语、书面语或手语等，进行交流的方式称为语言沟通方式。可见，人类沟通的方式既有非语言的，又有语言的方式。因此，口语不是人类实现交流的唯一沟通方式。美国学者梅拉比安（Albert Mehrabian）的研究发现，人类个体间以口语方式进行沟通时，彼此所获取的信息总量也只有 7% 来自具体的言词，38% 来自副语言（如说话时的音量、语调、音色、语速和语气等），而有 55% 的信息则来自体态语（即非语言的沟通方式）。这一研究表明，当人类个体为了使自己的信息传达给对方并使之完全被理解，就会使用一种最为广泛的表达方式，即传送信息时必须伴随有恰当的身体语言、语音、语调和贴切的语气。

4. 言语、语言与沟通三者的区别与联系分别是什么

理解和把握言语、语言、沟通三者的区别与联系，可以采取“剥洋葱”的方法，逐层进行解析。

首先，要弄清言语与语言的区别。总体而言，言语是个人的、具体的、无限的、动态的现象（口语），而语言是全民的、概括的、有限的、静态的系统（知识）。具体来说：①言语具有个体性，而语言具有全民性。言语的个体性，指的是每个人说话都带有许多个体的特点，如地域、性别、年龄、文化素养、社会地位等，它是个人对语言的形式和规则的具体运用。而语言则是存在于全体社会成员之中的相对完整的抽象符号系统，是一种社会性规约。社会中的个人都必须遵守这一规约。因此，语言对于社会成员来说，就是全民的，无论是对语言的创造者、使用者，还是语言本身来说，语言都具有全民性。②言语是具体的，语言是抽象的。言语是运用语言的过程和结果。因此，人们只能直接观察到言语。即便是语言学家也只能在对大量社会成员的个人言语素材进行抽象概括后，才能从中发现语言的各种组成单位和规则。这也是为什么人们对于语言的认识通常是从语言的具体现象（口语）开始的。社会每个成员的言语都具有个人色彩或具体特点（比如，张三和李四说了同样一句话，因为他们的性别、年龄等不同，进行言语表达后，人们能够区分出到底是谁说了哪句话），因此，言语常常带有具体的特点。语言是对同一社会所有人言语（所说的话）的抽象，排除了一切个体差异，因而是抽象的。③言语是无限的，而语言是有限的。世界上没有两个人的言语会完全一样，但是没有一个人能脱离共同的语言规则而达到沟通（交流）的目的。言语是一种行为动作及其结果，如果简单地理解为说话的话，一个人一生中究竟要说多少话？因此，言语是无法计算的。但是，就某一语言而言，可以辨别的语音是有限的，所使用的词的数量和构词规则是有限的，组词造句的规则也是有限的。所以，语言是一个有限语言单位的集合，这些有限的语言单位都是按照一定规则组织成一个系统的，包括音义结合的词汇系统和语法系统，人们的一切言语活动都会在这个系统中进行。利用有限的语言符号及其规则说出无限的话来，是人类言语活动的重要特点。④言语是动态的，而语言是静态的。言语活动总是在说话人和听话人之间展开，从说到听是一个动态的过程。在这个过程中，说话人通过语言来发送信息，听话人通过语言来接收信息，其间经历了编码、发送、传递、接收、解码几个连续衔接的动态过程。因此，言语是动态的，语言在其中充当的是信息传递的代码。就说话人和听话人在言语活动中所运用的语言而言，语言的规则都是现存的、约定好的，不允许处于经常的变动之中。这是言语活动得以进行的前提和基础，否则人们就无法进行言语的沟通。所以，相对而言，语言是静止的，言语是动态的。

其次，要弄清言语与语言的联系。言语和语言不仅有区别，更有紧密的联系。具体来说：①言语和语言的联系包括静态和动态的联系。语言源于言语，语言的生命在于广大社会成员的运用，不被运用的语言就没有生命力。因此，在人们的社会沟通过程中，言语和语言实现了动中有静、静中有动的统一。②言语和语言的联系是具体和概括的联系。言语和语言的关系，就像“王五、赵六”和“人”的关系。“人”是对“王五、赵六”的抽象。我们说“人”有头、身躯、四肢，还有大脑、心脏，“人”能思考、有创造力等，这些都是对“王五、赵六”的特点的抽象。我们能看到的只能是“王五、赵六”等一个个具体的人，谁也看不到抽象的“人”。言语和语言的关系也是如此，语言存在于言语中，它本身是看不见、听不到的，人们听到和看到的只是语言的具体表现形式言语。③言语和语言的联系是形式（现象）和系统的联系。语言的表现形式是言语，我们只有通过言语才能认识语言和学会语言系统知识与规则。而言语要被人理解，并产生它的一切效果，就必须有语言。有全社会共同的语言作为基础，并达成语言的共识（系统知识与规则），人们才能借助言语进行交际。语言作用于言语，在实际的交际过程中表现得很明显。每个人都必须遵守共同的语言系统知识与规则，否则人们就无法交际。因此，语言对言语有着强制性的规范作用。

最后，再厘清沟通与言语、语言的关系。相对于言语、语言而言，沟通是更大的概念。从沟通的方式角度来看，人们可使用语言的方式（如言语，即口语、书面语、手语），也可使用非语言的方式（如眼神、面部表情、肢体动作）实现沟通的目的。其中，语言方式中的言语（即口语）形式是人们进行沟通、社交最便利、最常见的形式。因此，相对于沟通而言，言语只是人们以音声语言（口语）方式传递意义、信息的沟通方式之一。而非语言方式和伴随言语方式的副语言因素（包括说话人的声调、语调、语气、音量、语速等），在人们进行沟通时也发挥着非常重要的作用：①当言语沟通出现问题时，可替代或辅助言语沟通，如说话人感冒咳嗽、喉咙沙哑时，可以借助手势、动作或通过放慢语速、调整音量等方法进行沟通；②增加言语沟通的效能，如借助手舞足蹈、丰富和变化的表情、转变语气或声调等方法，让沟通变得更顺畅；③借助副语言因素，可以正确地诠释要表达或沟通的信息，建立恰当的意义联结与回应。

总而言之，言语、语言、沟通是既相互独立又相互关联的概念。言语、语言和沟通是人类特有的能力。正确地理解和把握言语、语言、沟通三者的区别与联系，将有助于人们理解各类言语、语言及解决沟通方面的问题，以更好地开展言语、语言残疾的防控。

5. 构成言语与语言的生理基础有哪些

语言表达是从说话者的脑部认知开始的。大脑整合内外信息后，先由大脑皮质的布洛卡区进行动作语言规划，然后由肺部、喉部、构音器官、腭咽及小脑分别负责呼吸、发声、构音、共鸣、韵律等运动。发出的语音经由空气振动传递，经过语音接收者的中耳听小骨肌，实现声能转为机械能，到内耳后再转化为液态能与电化学能，后经视丘到达大脑皮质的韦尼克区进行语言理解，最后由大脑整合、诠释各种信息的意义。

6. 言语或语言的心理基础是什么

言语或语言的心理基础包括信息处理过程、知觉范畴、双耳效应和分区自主。信息处理过程包括工作记忆、长期记忆处理过程和信息处理流程。知觉范畴是指听话者不能区分属于同一音位范畴的不同语音，而容易区分落在音位界限两侧的语音。双耳效应是指当双耳呈现相同音量的不同语音时，大部分受试者对右耳听到的语音消息回应较快、较正确。此种现象被称为右耳优势。分区自主是指语音消息由听觉感受器接收后，输入脑部特定神经中枢，此回路解读这些信息并进行语词抉择，然后大脑会结合社会文化知识，通盘考虑语义，并在动作神经的指挥下，进行口语的输出。在这个处理过程中，人体的每个部位都是独立运作的，最后大脑再汇集每个独立部位的处理结果，得出最终的、唯一的语义抉择。

7. 人类的语言具备哪些共同特征

语言是人类最重要的交际和思维工具。从不同的角度分析，语言具有不同的特征，见图 1-1。

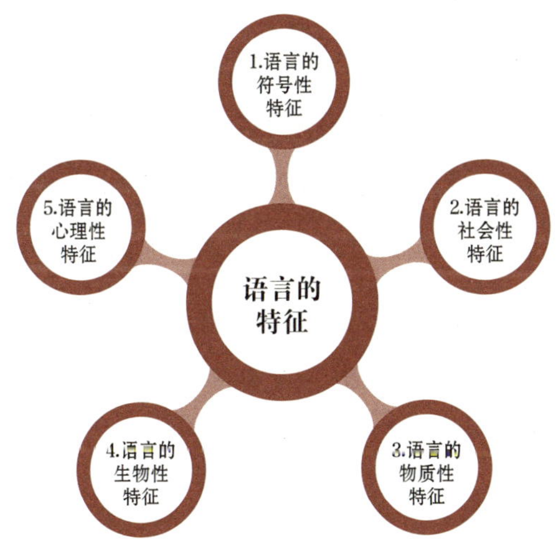

图 1-1 语言的特征

符号性特征：语言是音义结合的符号，人类的言语语言和其他动物的交际方式，如叫喊、舞蹈等，存在本质上的区别，主要体现在以下方面：①任意性。许多动物能够发出声音表示自己的感情或在群体中传递信息，但这只是一些固定的程式，不能随机变化，而人类语言的音义结合具有任意性特点。②明晰性。人类的语言有界限清晰的单位，而动物的“语言”无论是借助声音还是形体，都是不可分的，分不出单位，也谈不上单位的组装。③结构的两层性。人类的语言是一种两层（音系层和语法层）的结构装置，两个层面都以有限的最小单位按照有限的规则组装，生成数量无限多的大单元。动物的“语言”不能分解成单位，谈不上有结构，更没有结构的两层性。④开放性。人类能够运用有限的语言手段通过替换和组合创造新的词句，也可以理解或说出从未听过或说过的句子。开放性体现在人类语言会随着社会的发展而发展，不断产生新词，吸收外民族的词语；一些社会现象消失，语言中相应的词也会隐匿或消失。但动物的语言没有这种变化。⑤传授性。人类的语言是可以传授的，掌握语言是需要后天学习的。⑥不受时空限制。人类的语言不受时空限制，可以表达过去的事情。

社会性特征：社会性是人类语言的本质属性。语言因社会的需要而产生，是为社会服务的，社会也离不开语言；语言又随社会的发展（消亡）而发展（消亡）。

物质性特征：语言的主要表现形式是口语。口语是一种声音，而声音就是振动的波。这显示了语言的物理属性，即物质性特征。

生物性特征：口语包含一系列的发音动作，而发音需要用到人的器官与腔膛振动，包括鼻腔、口腔、舌头和嘴唇等。这意味着语言是人的一种机能，是人身体的一部分，受生物遗传因素影响。

心理性特征：语言是人的一种认知过程，包括对信息的加工、储存和提取。

8. 儿童的言语和语言发展有什么阶段特征

随着年龄的增长，儿童的言语、语言能力也不断增强，呈现出渐进性、阶段性的发展规律。了解这些基本规律，可以帮助成人更好地判断儿童的言语、语言能力发展是否滞后，以便及早发现问题并采取干预措施。表 1-1 列出了不同年龄儿童的言语、语言发展水平。

表 1-1 不同年龄儿童言语、语言发展阶段特征

年 龄	言语、语言表现
1 个月	饥饿、身体不适时会发出哭声
3 个月	对儿童说话时，儿童会发出咕咕和咯咯声
6 个月	喜欢听人说话，会咿呀学语
9 个月	理解“不”“再见”的意思；会发出各种声音

续表

年 龄	言语、语言表现
12个月	理解单词和简单指令；咿呀学语听起来像真正的语言，如“妈妈”“爸爸”
18个月	理解简单指令；伴随手势，可以说出一些较容易理解的词；能挥手表示“再见”
3岁	能听故事；能说简单的句子
5岁	可以很好地说出单词；具有成人那样的说话和理解能力

9. 影响儿童言语、语言发展的因素有哪些

影响儿童言语、语言发展的因素有很多，大体来说，包括四个方面：第一，听觉功能发育状况。听觉能力是儿童发展言语、语言的基础，如果儿童的听力有问题，大人没有及时发现和干预，就会导致儿童的言语语言发育落后，严重的甚至会因聋致哑。第二，构音器官状况。舌、唇、下颌、腭、喉等器官是人类发音的基础。这些器官的结构和功能是否正常，会影响言语发育的水平。第三，智力发育状况。语言是人类交流和思维的工具，儿童必须在理解的基础上才能进行有意义的语言表达，而理解能力与个体的智力发育水平密切相关。第四，环境支持状况。教育、学习、人际交往环境等会影响儿童的语言发展。为儿童创设丰富的语言环境、提供良好的学习机会，能够极大地促进其言语、语言的发展。

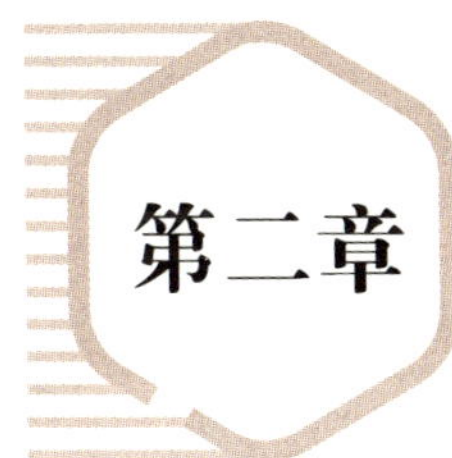

第二章　言语残疾的基本内涵

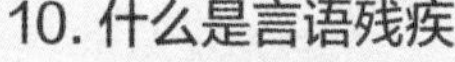

10. 什么是言语残疾

11. 什么是语言障碍

12. 言语残疾的程度是怎样划分的

13. 言语残疾的致残原因有哪些

14. 言语残疾的常见类型有哪几种

15. 言语残疾发生的概率有多少

16. 言语残疾的基本医学诊疗过程是怎样的

10. 什么是言语残疾

言语残疾是指由于各种原因导致的不同程度的言语障碍，经治疗 1 年以上不愈或病程超过 2 年者，不能或难以进行正常的言语交往活动，以致影响其日常生活和社会参与（3 岁以下儿童不定残）。

11. 什么是语言障碍

语言障碍是指对口语、文字或手势的应用或理解的各种异常。语言功能障碍主要指由于智力发育障碍、脑性瘫痪、孤独症、语言发育迟缓、听觉障碍等原因导致的言语发育迟缓或言语障碍。

12. 言语残疾的程度是怎样划分的

言语残疾分为以下几级：

言语残疾一级：无任何言语功能或语音清晰度≤ 10%，言语表达能力等级测试未达到一级水平，不能进行任何言语交流，在参与社会生活方面存在极严重障碍。

言语残疾二级：具有一定的发声及言语能力，语音清晰度在 11% ~ 25%，言语表达能力等级测试未达到二级水平，在参与社会生活方面存在严重障碍。

言语残疾三级：可以进行部分言语交流，语音清晰度在26%～45%，言语表达能力等级测试未达到三级水平，在参与社会生活方面存在中度障碍。

言语残疾四级：能进行简单会话，但用较长语句或进行长篇表达有困难，语音清晰度在46%～65%，言语表达能力等级测试未达到四级水平，在参与社会生活方面存在轻度障碍。

13. 言语残疾的致残原因有哪些

言语残疾的致残原因是多方面的，可简单归纳为生物学因素、认知因素、伤病因素和环境因素四个层面（见图2-1）。

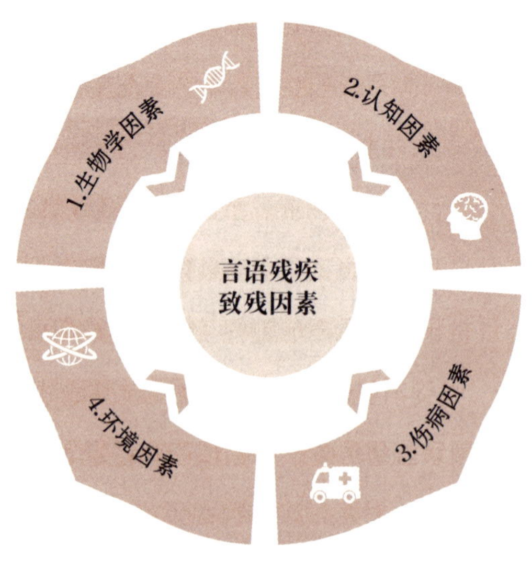

图2-1 言语残疾的致残因素构成

生物学因素：是指受遗传因素影响，造成个体先天神经发育不成熟或有缺陷、生理结构与功能异常，从而导致个体言语出现困难或残疾，如先天性生理缺陷或器质性病变（腭裂、唇裂）等造成的言语困难和问题。

认知因素：是指受个体有关认知能力要素，如注意力、记忆力、信息处理能力等发展水平的影响，造成个体言语出现困难或残疾。如由于个体认知能力不足或异常，在言语学习和使用上出现言语信息注意与选取困难、语音分辨与识别困难，以及言语信息存储、处理、分类、意义联结、搜索、提取困难等问题。

伤病因素：是指个体在后天成长发育过程中，在一定因素（如脑膜炎、中耳炎、脑卒中、外伤等）作用下，引发的一系列变化，致使个体言语出现困难或残疾，如耳病、脑病、神经系统疾病、喉癌或其他后天发生的身心障碍（发育迟缓、智力障碍、孤独症谱系障碍等）导致的各类言语困难和问题。

环境因素：是指由于个体所处的社会文化背景（社会经济地位、文化习俗、方言）、语言环境（语言输入的丰富性、混乱性、互动性）、家庭环境（家庭结构、生活质量、教育条件、教养方式、人际关系、亲子关系）等方面因素的缺失、不足或不利，使其出现的各类言语困难和问题。

14. 言语残疾的常见类型有哪几种

言语残疾问题覆盖面广，临床表现复杂，故其分类方法呈现多样化。大体上可从语言的接收与表达，语言成分，语言、言语异常及伴随相关障碍的言语问题四个角度进行分类。仅从语言、言语异常角度进行分类，常见的言语残疾类型可分为语言发育迟缓、发声障碍、构音障碍和流畅性障碍四个基本类型。具体内容如下：

语言发育迟缓：是指发育中的儿童因各种原因以致在预期时间内未能达到与其实际年龄相应的语言水平，但不包括由于听力损失引起的语言发育迟缓及构音障碍等其他语言障碍类型。语言发育迟缓儿童的语言、言语发展通常会有一种或多种情形：①语言发展开始时的年龄较大；②语言发展的速度较慢；③语言发展的程度较普通儿童低下。

发声障碍，又叫嗓音障碍：是指形成嗓音所涉及的嗓音音质、音高、音量和弹性的偏异情形，给人一种生病的感觉或是对正常的沟通造成干扰。发声障碍通常表现为发声障碍和共鸣障碍两种症状。发声障碍大多数表现为言语过程中出现气息音、声音嘶哑、咽喉发干或紧张不适，严重时可失音。共鸣障碍的嗓音异常表现为鼻音功能亢进和鼻音功能低下两种。

构音障碍：是指由于构音器官先天性或后天性结构异常，

神经、肌肉功能障碍所致的发音障碍，以及不由任何结构、神经、肌肉、听力障碍所致的言语障碍。构音障碍主要表现为完全不能说话、发声异常、构音异常、音调和音量异常、吐字不清。构音障碍细分为：①运动性构音障碍，即由于神经病变，与言语有关的肌肉麻痹、收缩力减弱或运动不协调所致的言语障碍；②器官结构异常所致的构音障碍，即先天或后天原因结构异常所致的构音障碍；③功能性构音障碍，即发音错误表现为固定态，但找不到明显原因的构音障碍。

流畅性障碍，又叫语畅障碍：是指个体进行语言表达其流畅性因停顿、重复或延长等现象的出现而受影响，使其表达常有中断、不连续等语言流畅度异常，简称口吃。

15. 言语残疾发生的概率有多少

根据2006年第二次全国残疾人抽样调查数据推算，我国言语残疾（含多重残疾）总人数为700万人，占残疾人总数的8.44%。其中，单纯言语残疾总人数为127万人，占残疾人总数的1.53%。0～17岁言语残疾（包括多重残疾）总人数为145万人，占言语残疾人总数的21.13%，占残疾人总数的1.78%，其中0～17岁单纯言语残疾总人数为38万人，占言语残疾人总数的5.43%，占残疾人总数的0.46%。

0 ~ 17 岁年龄段人群言语残疾（含多重残疾）的总现残率为 0.12%，单纯言语残疾总现残率为 0.029%。分年龄段来看，0 ~ 6 岁儿童言语残疾（含多重残疾）的现残率为 0.04%，单纯言语残疾的现残率为 0.014%；7 ~ 14 岁人群言语残疾（含多重残疾）的现残率为 0.06%，单纯言语残疾的现残率为 0.011%；15 ~ 17 岁人群言语残疾（含多重残疾）的现残率为 0.02%，单纯言语残疾的现残率为 0.004%。

16. 言语残疾的基本医学诊疗过程是怎样的

一个完整的言语残疾诊疗过程包括临床医学检查、治疗和康复医学检查、治疗两部分。两部分相互渗透、相互补充，构成一个相对完善的医学诊疗闭环，即言语语言障碍基本医学诊疗流程（见图 2-2）。

言语残疾者首先需要接受医学检查评价，以判断有无器质性问题。如无器质性问题，则可直接进入言语语言障碍分类环节。如有器质性问题，还要判断是否需要医学治疗。如不需要医学治疗，则可直接进入言语语言障碍分类环节。

经判断确需医学治疗的患者则进入医学治疗环节，并接受定期的医学治疗效果检查评价。

如果医学治疗效果检查评价结果表明患者已具备接受言

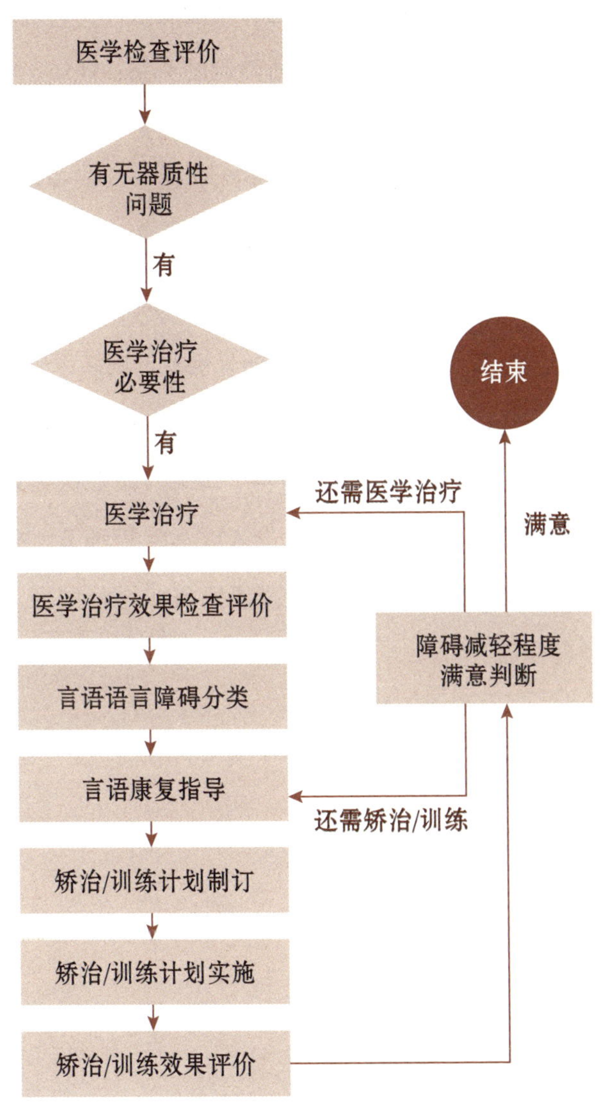

图 2-2 言语语言障碍基本医学诊疗过程

语康复训练所需的必要生理结构、功能或条件，则进入言语语言障碍分类环节，以明确言语障碍的类别、性质、程度。言语治疗师将依据言语语言障碍分类的结果，对患者施行针对性的康复指导，包括矫治/训练计划制订、实施及康复效果的评估。阶段性康复指导计划任务完成后，言语治疗师将依据阶段性言语矫治/训练效果评价结果对患者的言语障碍减轻程度做出是否满意的判断。如果满意，则结束整个诊疗过程。如果认为还需继续进行康复训练，则再次进入言语康复指导环节，开始周期性矫治/训练。如果认为还有必要再次接受医学治疗，则再次进入医学治疗环节，重启新的“治疗+康复”循环，直至言语障碍减轻程度令人满意为止。

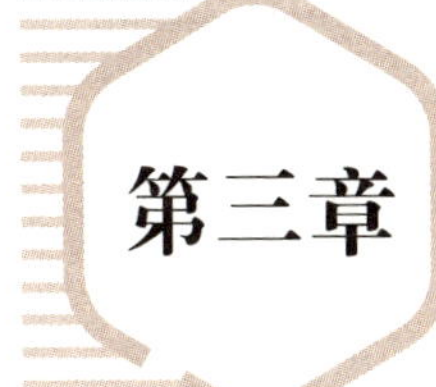

第三章　常见言语残疾的预防与康复

17. 影响言语残疾预防与康复效果的因素是什么

18. 言语残疾的防治原则有哪些

19. 儿童期需要家长关注的言语异常表现有哪些

20. 言语发育迟缓有哪些表现

21. 言语发育迟缓的原因可能是什么

22. 如何预防和治疗言语发育迟缓

23. 语畅异常有哪些表现

24. 语畅异常的原因可能有什么

25. 如何预防和治疗语畅异常

26. 构音障碍有哪些表现

27. 构音障碍的原因可能有什么

28. 如何预防和治疗构音障碍

29. 嗓音障碍有哪些表现

30. 嗓音障碍的原因可能有什么

31. 如何预防和治疗嗓音障碍

17. 影响言语残疾预防与康复效果的因素是什么

言语残疾预防与康复效果受到诸多因素影响，且因具体语言言语障碍类型的不同而有所差异。以下对儿童语言言语障碍和失语症进行简述。

儿童语言言语障碍本身的特点和家庭环境会影响康复效果。影响因素具体包括：①开始治疗的年龄。尽早进行早期干预，可以尽量避免儿童不良习惯的形成和异常交流模式的建立，而且充分利用儿童大脑的可塑性，可以为儿童在语言言语康复中争取充足的治疗和恢复时间。②是否存在其他障碍。多重障碍的存在会影响语言治疗的效果，如对于语言发育迟缓且合并有注意缺陷多动障碍（ADHD）的儿童，治疗效果会受到影响。③治疗频率。语言治疗效果的建立和保持需要合理治疗频率的支持，所以严格遵守并履行约定治疗频率的家长或照顾者，能为儿童日后获得较好的治疗效果打下良好的基础。④康复意愿。儿童家长较强的康复意愿对儿童取得较好的康复效果有积极作用。⑤语言环境。学语期的语言环境是关系到儿童早期获得语言的因素，对于学语困难的儿童，要控制多语言环境，同时家长要利用语言这种沟通交流形式对儿童在学语期进行支持，而不是代替儿童进行交流，有助于儿童早期语言和口语能力的发展。

失语症是一种获得性语言障碍，影响其康复效果的因素包括但不限于：①治疗的及时性。在患者病情稳定后，越早开始言语治疗，效果越好。②障碍本身的严重程度。一般而言，轻型失语症的预后好于重型。③有无并发症。无并发症的失语症患者，接受治疗后效果较好。④是否多次发病。一般而言，初次发病的患者接受言语治疗的康复效果比多次发病的患者好。⑤脑损伤范围。脑损伤范围小、部位单一者的康复效果一般好于脑损伤范围大、多部位损伤的患者。⑥康复意愿。与康复意愿低、态度消极的患者和家属相比，康复意愿较强、可以主动积极参与治疗的患者康复效果相对较好。⑦年龄。高龄者原有的生理功能和代偿功能减退，会影响康复治疗的预后。⑧家庭支持与环境支持。良好的家庭支持和生活环境支持，有利于帮助患者利用学到的和代偿性的沟通交流技术进行交流，这对于患者的语言功能恢复有积极意义。

18. 言语残疾的防治原则有哪些

言语残疾的防治有“三早”原则，即早发现、早诊断、早治疗。

早发现是指以预防为主，从源头上控制言语残疾的发病率。对于儿童言语残疾，孕妇在怀孕前要做好相应的优生优育准备，戒除不良嗜好，避免接触放射线等，定期做好产前检查。生产时医护人员应规范操作，避免新生儿损伤。婴儿出生后，如果存在脑神经相关疾病、脑炎、脑外伤、听力障碍等问题，要积极治疗。成人言语残疾者，要避免听力受损、环境污染，戒除抽烟喝酒等不良生活习惯。

早诊断是指一旦发生言语异常，要及早进行病因诊断及言语残疾评估，为康复赢得时间。

早治疗是指言语残疾常伴随其他疾病或残疾，如脑损伤、听力残疾、智力残疾等，与言语致残病因的多样性有关，因此，伴随其他疾病或残疾的言语残疾患者，要从病因上对言语残疾进行积极系统的康复治疗。

19. 儿童期需要家长关注的言语异常表现有哪些

言语发展与儿童神经系统发育、生活环境及教育学习条件等密切相关。儿童期常见的言语异常主要有以下几种：

发音不清：儿童说话不清晰，语言缺乏准确性和清晰度，是常见的言语异常之一。发音错误主要有舌根音化，即以舌根音 g、k、h 代替大多数语音，如把“耳朵”说成“耳郭”；舌前音化，即以舌前音 d、t 代替某些语音，如把“裤子”说成“兔子”；不送气音化，汉语中有许多音如 p、t、k 等是送气音，当儿童把送气音用不送气音替代，即不送气音化错误，如把“婆婆”说成“伯伯”；音的省略，即省略语音的某些部分，如把“回家”省略声母“j”后说成“回鸭”。

流利性问题（口吃）：口吃是一种语言节奏的紊乱，口吃者因不自主的声音重复、延长或中断，无法表达清楚自己想表达的内容。口吃的形成与遗传、后天习得有关，也存在神经因素，主要表现为语音重复、首字难发及不可抑制的伴随动作。随着年龄的增长，儿童还可出现焦虑不安、害羞、易激怒，不愿参加集体活动，上课不敢发言，不喜欢与别人交往，变得孤独、遇事退缩等问题，如不给予治疗最终可导致顽固性口吃。

听力障碍导致的言语障碍：听力障碍是指听觉系统中的传音、感音及对声音综合分析的各级神经中枢发生器质性或功能性异常，导致听力出现不同程度的减退。听力正常与否，对儿童言语语言的学习具有重要意义，儿童出现听力损失可能会导致不同程度的言语语言障碍。言语习得前尤其是中度以上听力障碍导致言语语言障碍的儿童，不经治疗，很难自然获得正常言语。其具体表现为音量、音调、音色异常，发音不清，语言发育阶段起步晚，语言理解和词汇学习困难等。

语言发育迟缓：是指儿童在生长发育过程中，语言发育落后于实际年龄的相应水平，但不包括由听力障碍引起的语言发育迟缓。主要表现为与同龄儿童相比不会说话、说话晚、语言发展慢或停滞、语言表达或理解能力差、交流能力不佳等。常见病因有孤独症、精神发育迟缓、脑瘫、发育特异性障碍等。

20. 言语发育迟缓有哪些表现

儿童的言语发育主要是在生后早期，正常儿童在 1 岁左右说出有意义的单字，标志着儿童进入了语言发育阶段。1.5 岁后，儿童的言语发育迅速，3 岁后已经能使用各种基本类型的句子。言语发育迟缓儿童主要表现为开始说话的年龄明显晚于正常儿童。如果儿童在 1.5 岁后不能说出有意义的单字，2 岁后不能说出有意义的短语，应引起家长及医生的注意。发音不准、吐字不清也是言语发育迟缓患儿的重要表现。

以下三个指标可以判断儿童是否有言语发育迟缓的问题：言语发展起步年龄较晚，发展速度较慢，言语能力较正常儿童低下。言语发育迟缓有以下症状：①不会说话或说话令人费解；②只能说首语或词尾；③说话有颠倒、混淆或省略现象；④词汇少，说话幼稚，说出的话没有组织，没有头绪；⑤使用娃娃语或拟声语；⑥说话断断续续，语言不连贯，只有单字片语，不成句；⑦从某时起，不再学习说话；⑧发音模糊不清，令人难以理解；⑨说话不合语法，没有助词、连接词、形容词等；⑩没有时间观念，不会区分昨天、今天、明天等。

21. 言语发育迟缓的原因可能是什么

视觉障碍：虽然视觉障碍儿童从听觉途径获得的言语能力相当于正常儿童，但视觉障碍，限制了儿童在言语理解及言语运用方面的能力发展，如儿童会在理解或运用主要依赖于视觉进行的表示方位的名词、表示色彩的形容词等方面有运用困难。

听觉障碍：儿童表现出言语发育迟缓时，可能是因为其存在听力问题。听觉障碍导致的最大问题就是使儿童无法学会正确地说话。所以在评估儿童言语发育迟缓时需要检测儿童是否存在听力问题。

情绪障碍：如果不存在感觉器官问题，语言和交流障碍最有可能是由社会情绪困扰产生的心理障碍导致的，如注意力障碍、多动障碍、行为障碍、逆反性问题、心境障碍、焦虑障碍、抑郁、选择性缄默、儿童期精神分裂症等，这些都会造成个体言语发展问题。

脑损伤：对于儿童来说，不管大脑皮质的语言理解中枢、语言运动中枢或其他中枢因先天还是后天原因受损，都会引起言语发育迟缓。有些儿童的语言发展问题则与脑瘫有一定关系。

智力落后：智力落后儿童或多或少会表现出言语发育迟缓。高度言语发育迟缓的儿童可能是严重的智力落后儿童。这是由于要学习高度结构化的语言，需要个体具有良好的智力条件。

发音器官机能障碍：呼吸器官、发声器官是用来呼吸和维持生命的器官，这些器官的运动机能障碍达到某种程度时，就会阻碍语言的表达，从而引起言语发育迟缓。

环境因素：在儿童学语期间，家长由于某些原因导致儿童缺乏文化刺激或生活经验，或者没有让个体感觉到说话的需要和乐趣，也有可能造成儿童言语发育迟缓。父母对孩子过度保护或严重忽视、母子语言不足等，也是导致言语发育迟缓的原因。

总之，儿童言语发展受多方面因素影响。在临床上，言语发育迟缓分为单纯性言语发育迟缓和继发性言语发育迟缓。继发性言语发育迟缓的主要问题不是言语发展问题，而是其他问题，如听力、视力、脑伤、智力落后等。单纯性言语发育迟缓一般没有其他明显问题，但也正是因为其他方面发展正常，所以很容易被父母或亲属忽略，从而错过矫正训练的良机。

22. 如何预防和治疗言语发育迟缓

言语发育迟缓的预防关键在3岁以前，特别是2岁以内，积极提高儿童语言能力是预防儿童言语发育迟缓的关键。父母可采取以下策略：①随时随地有耐心地对儿童说话；②话题要与儿童的经验相结合；③每天进行亲子阅读半小时；④玩发声游戏；⑤玩辨别声音或听觉记忆游戏；⑥玩视觉记忆游戏；⑦扩大儿童生活经验，带儿童去参观访问公共场所，教儿童如何与同伴一起玩，扩展儿童的社会经验，培养儿童自己的事情自己做的习惯，与儿童共同观赏电视节目；⑧少用手势或表情，尽量用语言进行表达。

言语发育迟缓治疗重在早发现、早干预。①若存在病理方面的原因，应首先进行医学治疗，有时医学治疗不能短时间内解决问题，可同时进行言语矫治、语言干预或其他治疗训练；②若存在人格、行为或心理方面的问题，需要进行心理治疗或心理咨询；③若存在呼吸、发声、构音等方面的机能障碍，应尽早进行治疗，并通过有效的训练恢复器官机能；④如果存在听力障碍，应尽早采取措施，如配备助听器或人工耳蜗并进行听觉语言训练等；⑤训练的方法、策略、内容要适合儿童。对儿童进行语言训练时，要了解儿童目前的智力发展水平、社会适应水平、兴趣、语言水平等，选择儿童感兴趣的、适合的刺激。在整个训练过程中，要给予儿童积极的鼓励，不要忽略儿童说的话，也不要强迫其说话，要尽量创造轻松愉快的训练环境。

23. 语畅异常有哪些表现

语畅异常是言语的流畅性异常，俗称口吃。世界卫生组织将口吃定义为一种言语节律障碍。在说话过程中，口吃者确切地知道他想说什么，但有时会有不自主的发音重复、延长或停顿，在用语言表达思想时有困难。

口吃常见的言语特征有语音重复、首字难发、语音延长、不适当停顿、语音插入、歪曲或发音紧张、发音急促不清等，可伴有快速眨眼、面部抽搐、清嗓、用手拍打脸或身体、跺脚、咬手指等面部或肢体动作，严重时可产生焦虑、抑郁等精神问题。口吃有以下特点：①波动性。在口吃的初发阶段，儿童言语的流畅期和非流畅期往往会交替出现。在儿童情绪变化明显、生活不规律、环境改变等情况下，有可能出现口吃的波动。随着年龄的增长和口吃的发展，儿童口语的流畅期会越来越短。②适应性。在反复朗读同一篇文章时，口吃的频率会降低。③一致性。朗读同一篇文章或在谈话中，口吃者在相同音节、相同位置会出现口吃情况。口吃的程度最轻的不易察觉，最严重的会影响大多数情境中的语言交流。口吃患者的言语流利度可随情境变化而变化，如在打电话或演讲时，口吃患者的症状可能会加重；在唱歌、自言自语或朗读时，口吃患者的症状会减轻。这与不同情境造成的不同焦虑程度有关。

24. 语畅异常的原因可能有什么

语畅异常（口吃）的病理机制尚未完全明了，目前认为与遗传因素、中枢神经病变、家庭和社会环境、模仿暗示等有关。

一些后天疾病，如脑部感染、头部受伤，导致的与语言中枢相关的脑部病变也会引起口吃。心理障碍是长期口吃者最大的困扰和最难解决的问题之一，且口吃的复发与心理状态密切相关。年龄越小、病程越短、越不在意自己口吃的，心理因素在口吃的成因上所起的作用也就越小。因此，早期干预可避免或最大限度地延缓心理压力的出现及其加重口吃的不良影响。

正常儿童在学习单字组合成句子或在早期重复语句时期，会有语音重复、不清晰、停顿的情况，随着语言能力的发展，儿童的表达通常会变得流利、清晰、熟练、可理解。这种暂时的语言不流畅在一部分儿童中（5%）会保持下去，其中 80% 的儿童在口吃持续一两年后会自然消失，剩余 20% 的儿童口吃会一直存在，并逐步发展为成年阶段的口吃。这些不能自然消失的口吃需要进行言语治疗才能康复。

25. 如何预防和治疗语畅异常

语畅异常（口吃）的预防需从幼儿的学语时期开始，应正确引导孩子说话，培养孩子良好的说话习惯，减少孩子对说话的恐惧。初发口吃的儿童往往对自己的口吃不以为然，此时重要的是对家长进行辅导，引导其改善儿童的语言环境和家庭环境，缓解儿童的情绪压力。跟儿童交流时要减慢语速、减少提问、避免指示性提问、随时表达、即刻重复、增加倾听与关注、减少语言教育、减少自身焦虑与紧张对儿童口吃的不良影响。

经过对家长的指导后，部分儿童的口吃明显改善或消失了，但还有一些儿童改善不明显，此时就有必要直接针对儿童进行训练，改变儿童的说话行为。下列三种口吃儿童需要进行直接治疗：①说话时呼吸气流处理不当或声音紧张；②有意识地中止口吃；③有意识地回避口吃。这时可以通过放慢语速、降低音量、回避困难语音、控制呼吸气流、缓解肌肉紧张、节律训练等方法进行治疗。

在日常交谈中，家长应注意忽略孩子的口吃问题，避免在孩子出现口吃时表现出在意的行为或语言。如果儿童开始关心自己的语言流畅性问题，则需要进行干预。在干预过程中，需要言语治疗师与孩子的父母共同努力，排除对儿童语言流畅性提高的干扰因素，帮助儿童学习语言技巧，改善其口吃。

26. 构音障碍有哪些表现

构音异常又称构音障碍，是指由于构音器官结构先天或后天的异常，或神经、肌肉功能受损，以及非结构、神经、肌肉、听力等方面障碍所致的发音异常。构音异常表现为发声和构音不清、音调和音量异常或完全不能说话，可分为以下三类：

运动性构音障碍：是指由于神经病变，与言语有关的肌肉麻痹、收缩力减弱或运动不协调所致的言语障碍。其表现有说话费力、拖长音、不自然的中断、音量急剧变化、粗糙音、费力音、元音和辅音错误、鼻音过重，不适宜的停顿、气息音、语义交叉、鼻音减弱、韵律失常、重音和语调异常、发音中断明显、发音强弱急剧变化等。

器质性构音障碍：因先天或后天的构音器官形态结构异常所致的构音障碍，表现为共鸣异常、发音方法错误、构音器官运动困难。

功能性构音障碍：发音错误表现为固定状态，但找不到明显原因的构音障碍。功能性构音障碍者构音器官形态无异常、构音器官运动机能无异常、听力无异常。此障碍多见于学龄前儿童，主要表现为固定化的语音发音错误。

27. 构音障碍的原因可能有什么

临床常见的运动性构音障碍病因有脑血管病、脑外伤、脑瘫、帕金森病、运动神经元病等。神经病变，与言语有关的肌肉麻痹或收缩力减弱或运动不协调，会导致构音异常。运动性构音障碍可单独发生，也可与其他语言障碍同时存在，如失语症合并构音障碍，可分为痉挛型构音障碍、迟缓型构音障碍、失调型构音障碍、运动过强型构音障碍、运动过弱型构音障碍、混合型构音障碍。

常见的器质性构音障碍病因有唇腭裂、舌系带过短、舌及颌面部术后等。唇腭裂患者的呼吸功能和发声功能均正常，其表现出的语音异常是由于构音和共鸣能力障碍导致。舌系带过短的患者由于舌尖被牵拉，导致舌尖不能上抬触及前牙、上颚或舌尖难以向上卷曲，从而出现语音异常。颌面部和舌结构形态的改变也可导致相应的构音异常。

功能性构音障碍通常与儿童对语音的听觉接收、辨识和认知等相关。一般认为是幼儿在学习发音过程中，因为某些错误的构音动作，养成了错误构音的习惯。尤其是 2 ~ 4 岁儿童处于语言的快速发展时期，在这期间没有良好的语言环境，易出现发音异常。在此期间，大多数幼儿不会注意到自己的发音问题，从而导致发音错误固化。

28. 如何预防和治疗构音障碍

需根据病因进行构音异常的预防与治疗。

运动性构音障碍患者在原发疾病平稳后应尽早开始针对构音异常的训练和治疗，根据异常部位及异常发音进行有针对性的改善训练。可通过保持正确的身体姿势、改善肌张力、提高肌力、促进运动协调等对言语表现进行治疗，并根据评定结果对呼吸、喉、腭、腭咽区、舌体、舌尖、唇、下颌运动依次进行训练。注意根据患者的身体状况选择适当的治疗方法和强度，原则上治疗频次越勤越好，时间越长越好，但应避免过度疲劳。

器质性构音障碍患者首先需要通过手术修复唇腭裂或舌系带过短等器质性问题，恢复后再进行相应的训练，如腭咽闭合功能训练、唇舌运动训练及语音训练。一般建议修复术后在手术部位肿胀消退、缝线自行脱落或拆除、手术部位知觉恢复后，尽早开展康复训练。

功能性构音障碍患者在语言水平 4 岁以上、异常构音固定化的情况下，需进行构音训练，可通过听觉训练和构音动作训练进行治疗。通过听辨音、严格训练构音动作、改变错误构音习惯以纠正构音动作等，改善发音。

29. 嗓音障碍有哪些表现

嗓音的产生机制较为复杂。简单来说，嗓音由肺部的空气动力、声带的运动与振动、咽腔鼻腔口腔及唇齿舌等构音与共鸣器官协同作用产生，涉及音量、音调、音质、音长及共鸣等，任何一方面出现异常，即可发生嗓音障碍与疾病。根据发病机理可将嗓音异常分为功能性嗓音障碍和器质性嗓音障碍。

功能性嗓音障碍：是指声带无器质性病变，但由于发音方式不正确（如发音过高或过低）和呼吸功能异常（呼吸支持不足或呼吸方式错误），使嗓音的三大系统功能失调，尤其是呼吸功能与声门闭合功能间不能很好地协调，从而表现出音调过高、过低、单一或变化过大等音调异常，响度过低、响度控制差等响度异常，以及不同程度的粗糙声、气息声或粗糙声与气息声同时存在的音质异常。按照发病机理，功能性嗓音障碍又分为功能不良性嗓音障碍和精神性（心因性）嗓音障碍。如不良的发音行为不能得到及时纠正，将引起声带的形态和振动形式变化，进一步形成声带的器质性病变，如声带息肉、声带小结等。

器质性嗓音障碍：是指各种疾病、外伤或先天发育异常导致的声带和与声带相关的肌肉组织出现形态和组织结构的病理性改变，导致发音异常。常见的病因有声带水肿、声带小结、声带息肉、声带麻痹、喉癌等。根据病情需要，患者可进行药物治疗、行为矫正治疗和手术治疗。

30. 嗓音障碍的原因可能有什么

引起嗓音障碍的主要原因有：①嗓音滥用、误用及不良生活习性。如大声喊叫、频繁清嗓、习惯性咳嗽、过度劳累、抽烟、酗酒、熬夜、喜辛辣饮食等，都会引发嗓音障碍。

②发声器官的先天性异常和声带增生性病变。如声带小结、声带息肉、声带肿瘤等都会造成嗓音障碍。③神经性疾病。各种疾病导致的迷走神经及喉上神经、喉返神经受损亦可导致声带运动障碍，引起嗓音疾病，如声带麻痹引发嗓音障碍。④感染与炎症。上呼吸道感染，或季节性过敏、扁桃体炎、咽炎、喉炎、支气管炎及特殊感染均可引起嗓音障碍。⑤内分泌功能异常。嗓音是人的第二性征，其对内分泌水平的变化非常敏感。性激素水平的浮动对男性变声期及女性青春期的声音影响较为明显。甲状腺功能亢进或减退也能影响声带固有层液体成分的变化，引起声带形状及体积变化，导致嗓音改变。垂体、肾上腺及甲状旁腺等激素水平异常也可导致嗓音异常。老年人还可因激素水平改变出现声带萎缩而导致嗓音异常。⑥心理原因。情绪激动或精神创伤后可出现精神性发声障碍，表现为突然失音或不同程度的嗓音嘶哑，此时检查喉头可见声带外观与形态正常，非言语性咳嗽、笑或清嗓子时声音接近正常。

31. 如何预防和治疗嗓音障碍

在日常嗓音保健中，应当注意以下几点：避免喊叫、争吵、乱发脾气、模拟怪声；避免长时间用耳语声说话（即悄悄话），尤其是声带术后患者；避免频繁清嗓子、用力咳嗽；避免长时间不停地用声；说话语速不宜过快；避免在嘈杂环境中大声说话；避免使用不恰当的音调说话（如音调过高/过低）；避免使用不恰当的音量说话（如音量过大）；忌吸烟、喝酒；饮食不宜过于辛辣、油腻；睡觉前3个小时不宜进食，避免引起反流性喉炎；尽量回避干燥、被污染的环境。

根据嗓音评估结果，有些嗓音障碍个体只需要进行噪声保健即可，有些个体则需要进行嗓音治疗。优美的嗓音听上去是自然圆润、悦耳动听的，它建立在良好的呼吸支持、声带振动及共鸣的基础之上。嗓音治疗的目的是改善由于不良的发声习惯造成的各种嗓音问题，通过采用非药物、非外科的方法调整发声器官肌肉间的协调运动，帮助患者重塑良好的发音习惯。

嗓音治疗的内容一般包括呼吸训练、放松训练、发声训练和共鸣训练，训练的重点及采用的方法根据患者存在的具体问题而有所不同。嗓音治疗从调整呼吸开始。呼吸是发声的动力，只有先学会如何正确地呼吸才能支持发声，再结合放松喉部、训练发声，使呼吸肌群、发声肌群达到协调平衡，此后再增加共鸣训练，可以起到扩大音量的作用，尤其是针对声音响度过弱的患者，可以起到美化声音的效果，使声音更加圆润、动听。

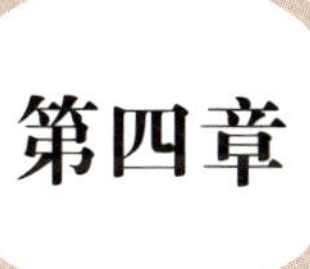

第四章 特殊群体言语残疾的预防与康复

32. 儿童失语症有哪些表现

正常儿童的语言理解和表达能力在 6 岁左右发育完全，儿童失语症也称儿童获得性失语（Acquired Children Aphasia，ACA），是指继发于大脑功能损伤后，已经正常获得一定语言能力的儿童出现语言障碍。

儿童失语症患者的语言表达障碍是家长易观察到的表现，多数儿童在脑损伤初期表现为缄默，即不说话，也很少出声。缄默消失后慢慢出现语言表达，但是表现为说话量少，断断续续。当回答问题时有时显得迟疑或不能使用正确的词语。一些儿童也会出现言语速度慢、声音音量小及发音不准确等问题。几乎所有儿童失语症患者的口语表达都是非流畅性的，很少出现较杂乱的语言。在语言理解方面，儿童失语症患者可出现对语言理解速度慢或理解落后于发病之前的状态。严重障碍儿童可能会不认识常用的物品或自己的五官，轻度障碍儿童可能仅对连续的语言指令表现出困难理解。此外，儿童失语症患者除了听说能力减退外，已经获得阅读、朗读和书写能力的儿童也会出现阅读、朗读和书写障碍。儿童失语症患者会出现注意力不集中、感知觉障碍、情绪烦躁以及行为方面的异常，如攻击倾向、刻板行为及自伤等。

33. 儿童失语症的原因与预后

造成儿童失语症的病理基础是脑损伤。任何造成大脑功能受损的因素，如脑外伤、脑出血、脑梗死、癫痫、脑肿瘤，神经系统感染性疾病，如脑炎、一氧化碳中毒导致的缺血缺氧性脑病等，都可能导致儿童失语症。脑外伤是儿童失语症最主要的原因，其次是动脉瘤破裂所致的脑出血，以及中枢神经系统感染，如病毒性脑炎，也是导致儿童失语症的重要原因。

儿童失语症的预后与脑损伤关系密切，故不同病因导致的失语的恢复程度和速度也有所不同。持续、反复发作的癫痫所致的儿童失语症一般预后不良。此外，儿童失语症恢复的时间与年龄相关，患儿年龄越小，恢复的可能性越大，恢复的速度越快；而年龄越大的儿童，恢复所需的时间越长。但总的来讲，儿童失语症的治疗预后明显好于成人。

34. 如何治疗儿童失语症

儿童失语症需要多方面的综合治疗。发病早期主要是针对病因进行对症治疗，待患儿情况稳定后可以开展语言康复治疗。语言康复治疗是通过行为认知功能训练刺激患儿的语言中枢，使其残存的语言功能得到充分利用，并使失去的语言功能得到恢复。语言康复训练的计划和内容根据患儿失语症的严重程度及语言障碍的表现制定，通常在开展语言康复训练前要对患儿的语言能力进行系统评估。对重度听觉理解障碍儿童，要进行早期听觉感知训练，如通过声响玩具从不同方向刺激患儿的听觉反应，训练患儿对声音的注意力和辨别能力。儿童失语症的听觉理解训练主要是通过日常用品、图片等帮助儿童建立对事物符号的概念，轻度失语症患儿可以多进行语言指令训练，重度失语症儿童需要学习和语言相关的基本沟通方式，如示意、指示动作，理解事物的匹配关系等能力。儿童失语症的表达训练中，早期主要是发音动作模仿，引导儿童模仿治疗师发音，促进儿童自主发音活动的出现。这些发音可能是无意义的音，如 baba、dada 等，逐步过渡到象声词、称呼语和幼儿语。鼓励儿童在交流中使用语音进行表达，使儿童语言逐步向物品的命名及描述进行扩展。

除语言康复治疗外，也可对失语症儿童进行注意力及特殊教育方面的康复训练，以提高患儿注意力及学习能力。对行为异常和情绪障碍儿童，也可由心理治疗师进行有针对性的干预治疗。对于早期失语较严重或经过系统康复训练仍效果不佳的儿童，可以选择使用交流辅助设备达到辅助与补偿交流的目的。

35. 听障儿童言语异常有哪些表现

听障儿童由于听觉通道受到限制，影响了其听取言语信息的正确性和准确性，或接收言语的信息量及信息种类的数量，以致他们不能充分习得正确的言语，进而表现出各种言语障碍。听障儿童有时会听错或听漏某些语音，不易了解说话者的真实意图，语言理解及表达能力发展也表现出迟缓现象。听障儿童的言语常表现出以下问题：

发音不清：可表现在声母上，也可以表现在韵母上。常出现的错误类型包括：替代，即以另一语音代替目标语音，通常表现为以简单容易的语音取代较难发的语音，如将“公公”说成“东东”。歪曲，即语音发生歪曲变化，听起来与目标音之间存在不同程度的差异。歪曲音的发音方式常表现出一定恒定性，语音歪曲者可能都是用同一错误方式发某些音的，其发出的语音常在语音系统中没有对应的音。遗漏，如把“爸”发成“阿”。听障儿童的发音还常出现鼻音化问题。

音量不当，音色或音质不好：讲话时，要么声音太大，要么声音太小。有的孩子讲话音调很高，有硬起音，假嗓音等，让人感觉声带紧张，说话不自然。

语调、声调不准：某些听障儿童的音调整体趋平，如四个声调中，一、四声平降调稍好，二声的升调和（或）三声的降升调发音能力会比较差。如把“你为什么打我”说成“你为什么搭窝”。

语流不畅或语速不当：如“爸爸去上班”说成“爸爸去，上，班”。在语句中有不适合的停顿与不畅。

语言问题：在语义方面，听障儿童的词汇量小且进步缓慢，滞后状态会持续到成年，对语言中的成语、比喻等的理解以及对多义词的理解有困难。在语法方面，听障儿童的平均语句长度（MLU）比同龄健听儿童要短。交流中使用的语法结构较简单，使用简单句多，并经常发生语法错误。听障儿童还较少应用副词、连词等具有语法功能的词汇。在语用方面，听障儿童不擅于表达交流意愿，会表现出不遵守交流规则。譬如，不能合理地导入话题、插话或者结束话题。与人交流时，听障儿童不擅使用修补表达的技巧。表达不清时，不是变换表述方式，而是不断重复自己原来说过的话。在语音方面，由于听不到或听不清某些语音，听障儿童的言语清晰度通常较差。

36. 听障儿童言语异常的原因可能是什么

听觉系统是人体重要的感觉器官，听觉通道是儿童进行言语学习的重要途径。当儿童出现不同程度的听力损失后，通过听觉通道接收信息的机会减少，造成听觉信息的减少或扭曲。这会对听觉能力发展造成消极影响，进而导致言语能力发展迟缓与滞后。听力损失是听障儿童言语异常的直接原因。影响听障儿童言语发展的主要因素有以下几个：

听力损失发生的时间和听力损失的程度：听力损失发生的时间和听力损失的程度对儿童的言语发展有至关重要的影响。听力损失发生越早，听力损失程度越重，对言语发展的负面影响就越大。

听力干预的时间和效果：听障儿童言语发展与助听设备开始佩戴的年龄、使用时间和优化程度有很大关系。听力补偿或重建的年龄越早，效果越好，儿童就越有机会获得良好的言语能力。较晚使用助听设备，错过听觉发展的关键期，或助听效果欠佳，儿童的听觉潜能无法得到充分开发，在康复训练后，各方面能力发展可能也会较为缓慢。

康复训练的质量：治疗师和家长是否能对听障儿童进行科学的功能评估，在此基础上制订合理的训练计划，并针对个体特点选择适宜的训练内容和方法，对儿童的言语能力发展有重要影响。

其他因素：听障儿童智力发育情况、所处的语言环境、家庭的教育和重视程度、日常交流的方式等，都影响着儿童言语的发展。

37. 如何预防和治疗听障儿童的言语异常

聆听技能的获得是听障儿童获得有声言语的重要保障，听觉能力是言语能力发展的前提和基础。因此，对于听障儿童而言，早期发现听力异常，早期得到明确诊断，早期验配助听器或植入人工耳蜗，同时开展听觉、言语语言训练，促进儿童言语能力的发展，才能将障碍降到最低程度。

听觉训练内容包括感知声音的有无、闭合式听觉训练、开放式听觉训练、自主聆听、音乐训练、电话和噪声环境的聆听技巧等。这些听觉训练内容是相互交融的，而不是独立分割的，可以根据听障儿童的发展水平灵活选择，不同训练阶段和方法也可同时进行。

言语语言训练的主要目的是帮助听障儿童掌握正确的发音，理解并正确表达丰富的词汇、语句，同时掌握恰当的沟通交流技巧。应立足儿童的言语、语言发展规律，在听觉训练的基础上，通过有意义的交往活动，培养听障儿童进行自主言语交流的习惯和能力。

38. 智障儿童言语异常有哪些表现

智障儿童的语言发展趋势与正常儿童相似，但整体落后于正常儿童，在视知觉、语言沟通、社会适应和学习品质上与正常儿童的差距较大。大多数智障儿童能以口语作为主要交流方式，其言语异常的主要临床症状包括：

大舌头，说话含糊不清，严重者说的话更是令人难以听懂，即言语清晰度低。

说话不流畅或有口吃问题，在表述时通常存在类似口吃现象，如停顿多、叙述缓慢、重复多等。重复往往和停顿同时出现，有时可重复一个短语、一个词甚至一个句子。

智障儿童的词汇理解能力随年龄增长而增强，但发展速度落后于普通儿童。智力障碍越严重，词语理解能力越差。

智障儿童的句子理解能力发展趋势与普通儿童相似，但落后于普通儿童，且随着年龄的增长，句子理解能力的发展速度较词汇理解能力发展速度慢。

讲述图片内容的能力比同龄儿童落后且只能说明事物、现象、行为、动作间的外在联系，难以表达事物间的内在联系。

连词使用较普通儿童单一，存在较频繁的词性误用现象，例如，用副词“后来”连接两个句子。

在与母亲交流互动的过程中，发声和微笑的频率比普通儿童少，更倾向于运用手势等非言语交流行为进行人际交往。

交流时很少主动发起谈话，常处于被动回答问题的角色，不愿意或没有能力主动发起任何形式的社交。

可以维持某一个已经确定的话题，但是并不能为这个话题延伸出新的信息。

具有一定的谈话修补能力且常在意对方是否明白自己的意思，会努力让对方明白。多数智障儿童对谈话的修补是不充分的，部分儿童仅是简单重复自己的话。

中度到重度智障儿童对事件经历和故事的叙事能力较差，甚至不能复述一个故事或回答与这个故事有关的问题；即使能够复述故事，也往往有很多错误。中度智障儿童与同龄人交流的错误率高于与父母交流的困难程度。

39. 智障儿童言语异常的原因是什么

智力低下的原因十分复杂，已知的病因达数百种之多。多种疾病与影响因素均可导致儿童表现出智力功能低下及适应性行为异常，如出生前后的感染、高胆红素血症、铅中毒、长期服用过量苯巴比妥等药物；大脑的机械性损伤和缺氧，如新生儿窒息、产伤、麻醉意外等；代谢、营养和内分泌疾患；脑部肿瘤、脑血管畸形等；先天性发育畸形，包括脑积水、小头畸形、染色体畸变等；早产、低出生体重、母亲在孕期患有妊娠期高血压；伴发孤独症、儿童期精神分裂症等；严重缺乏早期合适的教育等社会因素；盲、聋、哑等缺陷。

引起智障儿童言语异常的原因是多方面的。首先，受认知能力特征的影响，智障儿童感知觉发展速度缓慢，感知行为缺乏主动性、积极性，且识记速度缓慢，记忆力差，语言发育缓慢。这些特征导致智障儿童在视觉辨别、视知觉感知速度、听觉记忆和听觉理解方面的能力发展较慢，他们不善于在理解的基础上有目的地进行记忆和理解。同阶段正常儿童却能掌握基本的思维策略和记忆方法。其次，智障儿童由于自身生理特点的限制，较少与同龄伙伴互动，导致游戏或其他互动减少，从而影响其精细动作、平衡能力及语言沟通能力的发展。受个性特征的影响，智障儿童参与社会实践活动的能力受限，生活经验相对较少，表现为缺乏主动性、意志薄弱、高级情感发育迟缓、兴趣单一、缺乏灵活性等，这些特征使智障儿童更易产生社会适应、学习能力等方面的问题。最后，发音器官的发育缺陷、听觉系统障碍或不良的社会心理因素等也可能引起智障儿童语音的清晰度。例如，舌、唇、牙齿、下颌和软腭等发音器官存在缺陷，导致发音时的精细动作不如普通儿童灵活，且缺乏自我调节和学习能力，这些都可能导致智障儿童出现发音不清、吐字不清的现象。

40. 如何预防和治疗智障儿童言语异常

预防智障儿童言语异常，首先，要预防智力低下的发生，需要政府、社会、产前医疗保健机构共同努力，保障食品、药品安全，注意孕前与孕期保健，完善婚前、产前检查与咨询，加强安全宣教，普及早期教育等。其次，要早期发现、早期诊断，开展早期干预及治疗，以减少儿童智力低下的发生或降低智力低下的障碍程度。如加强产前及新生儿疾病筛查和缺陷监测，早期进行视觉、听觉及神经心理等方面的检查。对高危新生儿进行随访，早期发现疾病早期干预。注意早期营养（蛋白质和铁、锌等微量元素）的供应和良好的生长环境。对于存在智力低下的儿童要采取综合干预措施，以提高患儿的智力水平、社会适应能力及生活自理能力，减轻智力低下的程度，使智障儿童也能参与家庭和社会生活。

智障儿童言语异常的治疗包括三个部分：集体教学、个体化康复和家庭康复。集体教学是指在康复医疗机构或特殊教育学校，以班级为单位，教师有目的、有组织、有计划地对智障儿童进行教学。集体教学包括主题教育、区角活动、生活及运动活动。个体化康复训练内容参照当天集体教学的内容和素材，实现集体教学和个体化康复的统一。家庭康复是指让家长参与语言治疗中，发挥家长在家庭中的作用。通过集中培训或个别培训的方式，治疗师向家长提供康复指导和示范，向家长解释智障儿童的语言情况、语言训练方法及沟通技巧，让家长帮助智障儿童将习得的语言知识和技能运用到家庭环境中，使其学会在自然的生活情境中与他人沟通。治疗师要向家长介绍儿童的学习内容，家长也要在家庭中对儿童强化所学内容、做好记录，并向治疗师反馈。在实际治疗过程中，集体教学、个体化康复和家庭康复是相互联系、彼此促进的整体。

41. 脑瘫儿童言语异常有哪些表现

脑性瘫痪简称脑瘫，是一组持续存在的中枢性运动和姿势发育障碍、活动受限综合征。这种综合征是发育中的胎儿或婴幼儿脑部非进行性损伤所致。按照运动障碍类型及肢体运动受累情况，可将脑瘫分为痉挛型、不随意运动型、共济失调型和混合型。约有 80% 的脑瘫患儿具有不同程度的言语障碍，主要表现为语言发育落后于同龄儿童和（或）发音不清晰。脑瘫患儿的运动障碍程度越重，对语言功能的影响越大，具体表现在以下方面：

听觉感知异常，如不能分辨某些音频、不能区分相近的语音等。

语言理解能力低于实际年龄，包括沟通能力、词语和句子理解能力落后。

发音方面，各个类型的表现略有差异。痉挛型双瘫常表现为音量小、语流稍短、发音稍有不清晰；四肢瘫常表现为发音费力、音量小、语流短、发音明显不清晰；徐动型表现为发声困难、语流短促、断续、语调异常，发音不清晰非常明显；共济失调型表现为语调缺乏变化、说话速度缓慢、发音费力和发音不准确。

口语表达中句子结构简单，多为简单句。

推理困难。运用知识进行理解的能力受损，难以正确判断他人的意图。脑瘫患儿在交谈策略及言语变通能力方面滞后于正常儿童。

图和字的空间结构辨识困难，阅读及朗读时不理解字词的意思，容易有拼读错误，朗读不流畅，朗读时漏字、串行、音量小等。

书写方面表现为不能保持良好的书写和执笔姿势，坐姿书写时弯腰驼背或身体不对称，握笔写字困难，书写缓慢，字迹排列不整齐等。

社交方面表现被动，如不能很好地加入同伴活动或社会互动中。

42. 脑瘫儿童言语异常的原因是什么

脑瘫儿童言语异常的直接病因是脑损伤。造成脑损伤的原因众多，70% ~ 80% 的脑瘫发生于出生前，其中，部分原因未明。出生前脑损伤主要与母体因素有关，如母亲孕期生活习惯不好、先兆流产、感染、用药、中毒、外伤，以及风湿病、糖尿病、营养障碍等。此外，家族中已有脑瘫患儿的夫妻再生育子女发生脑瘫的概率偏高，即脑瘫有一定的遗传因素。围产期因素，如出生体重偏离同胎龄标准体重、早产、胎盘功能不全、缺氧缺血、胎粪吸入、母婴血型不合等。出生后因素所致脑瘫占 10% ~ 15%，包括创伤、感染、惊厥、缺血缺氧性脑病、颅内出血、脑积水、胆红素脑病、中毒等。

正常语言发育需要有良好的大脑功能，因为语言是建立在视听觉、感知、认知、记忆、联想和注意等综合基础能力之上的。大脑中的额、颞叶是言语表达和听觉理解的主要功能区，基底节、岛叶及颞叶背侧皮质等，与形成构音计划、听觉反馈及构音调节的关系密切。脑瘫患儿由于围产期广泛性脑损伤，一方面语言功能区受损；另一方面常合并视听觉、智力、口运动及行为异常等。这些问题更易使大脑在语言处理过程中出现功能受损，从而造成语言发育异常。此外，脑瘫患儿常因脑损伤引起神经肌肉功能障碍，影响语言表达，导致嗓音、音韵和流畅度等方面异常。半数以上患儿存在智力障碍和癫痫等伴发疾病，限制了其语言能力发展，会导致对词汇、语法和语义语用等方面的理解产生障碍。脑瘫儿童由于身体残疾，活动范围狭小，造成语言环境不佳，缺乏社交和沟通机会。上述原因综合起来，导致脑瘫患儿的言语异常。

43. 如何预防和治疗脑瘫儿童言语异常

小儿脑瘫言语异常的预防主要涉及小儿脑瘫的预防，具体包括：

脑瘫预防的重点是防止脑瘫的产生。应采取正确的措施预防导致脑瘫的各种原因，如早产、低体重、缺血缺氧性脑病、宫内外感染，还要正确接生，正确处理高胆红素血症等。

对已经发生脑部损伤的患儿，通过影像学等辅助检查手段，及早发现异常并动态观察，采取各种措施防止残疾的发生，最大限度地减轻脑瘫患儿的功能障碍，促进其身心全面发育。

通过各种康复治疗方法和途径积极预防并发症、继发症及二次损伤的发生，尽可能保存现有功能。

制定正确的脑瘫防治政策与措施，在政府、社会及个体的共同努力下，改善脑瘫患儿生活的个体环境及社会环境。通过社会各界的共同努力，采取综合预防措施，预防脑瘫的发生，促进脑瘫患儿身心全面发育，提高其参与社会活动的能力。

脑瘫患儿言语异常的治疗应尽早开始。言语治疗师根据评估结果为患儿制订个体化的治疗方案和符合实际的康复目标。家长应接受培训，为患儿提供较好的语言环境，即多与患儿说话、交流。家长的密切配合是脑瘫患儿语言康复的重要保障，有助于其言语异常的快速改善。针对脑瘫患儿语言发育落后于普通儿童的情况，需根据其当前的语言能力制订康复计划。训练中一方面要增加词汇量；另一方面要延长句子长度，如从“抱抱”到“妈妈抱抱”。针对发音不清晰的情况，首先应调整构音动作，再进行纠正发音训练。充分利用手势语、表情等可利用的运动进行表达。增加患儿的交流机会，帮助他们参与家庭和社会互动，提高日常生活交流能力。

44. 孤独症儿童言语异常有哪些表现

孤独症谱系障碍是一组以社交障碍、语言交流障碍、兴趣或活动范围狭窄以及重复刻板行为为主要特征的神经发育性障碍，与我们常说的孤独症属于同一类疾病。在儿童的幼儿期也就是3岁前就可以察觉到，并在一两岁时能观察到儿童的社交问题。

孤独症儿童对周围的人和环境有特殊的反应方式，在语言与言语方面存在异常。主要表现在以下方面：

口语理解困难：他们可能听不懂他人说话。例如，餐桌上放着苹果、可乐、蛋炒饭。有人说："我渴了，把喝的递给我。"孤独症儿童即使认识餐桌上的所有物品，也可能无法理解"可乐"和"喝的"之间的相关性。对于他人提出的问题，孤独症儿童可能无法理解，于是不回答或以重复问题（即以仿说的方式）进行对话，还容易对字义和隐喻的语义仅从字面上理解。

口语表达困难：很多孤独症儿童存在语言发展落后，可能无法进行口语表达，其语言或许能表达简单的常见物品或动作，但其词汇表达中较少用连接词（因为、所以、于是、然后等）、形容词（漂亮、柔软等）、副词（赶快等）、代词（你、我、他等）之类的词汇，同时他们的语法也往往存在问题。

特殊言语问题：很多孤独症儿童可能会有刻板性的谈话，一遍遍重复地说，如"东西放好不可以掉下来，东西放好不可以掉下来……"孤独症儿童的语言可能会存在仿说现象，表现为即时性重复。例如，别人说一句话，孤独症儿童立刻重复这句话中的几个字或整句。这种仿说也可能表现为延迟性重复。例如，放学后说白天或前几天在学校听到的话。很多孤独症儿童存在音调异常，分为音调过高、音调过低和音调单一。音调过高表现为说话如同假声，音调过高；音调过低表现为说话低沉，如同男低音；音调单一表现为说话是同一种声调，没有抑扬顿挫。

45. 孤独症儿童言语异常的原因可能有哪些

孤独症的病因至今尚未明了，目前认为遗传因素、神经系统异常、神经心理学异常、环境致病因素可能与孤独症的发病有关，但可以肯定的是，遗传因素在孤独症的发病中有重要作用。

孤独症儿童言语异常的原因可能主要有：孤独症是一种神经发育障碍，疾病本身的各种病因，如脑损伤或脑发育不全均可能对言语的发生、发展产生影响。大脑是心理内容产生的场所，也是加工心理内容的场所。语言是人类特有的一种高级心理现象，因此，孤独症儿童的言语障碍可能是因为其存在脑损伤或脑发育不全。

同时，孤独症儿童的核心问题是社交障碍，如对养育者没有依恋行为、不理解人际关系、回避眼神接触等，这会使得孤独症儿童的非口语沟通存在问题，而非口语沟通障碍会进一步影响其口语发展。

46. 如何预防和治疗孤独症儿童言语异常

孤独症的核心问题是社交障碍，预防儿童言语异常最为有效的手段是针对儿童的社交技能进行训练。因此，要通过各种方式调动儿童的情绪、行为等，使其获得基础的互动能力。

在言语教学时，应优先建立沟通能力。利用儿童喜欢的食物、物品、活动，促使其主动表达自己的需求，从而创造沟通的机会。例如，将小朋友喜欢的玩具放在透明盒子里，让其看到但拿不到，引导其主动要求拿玩具。同时注意大人的指令要循序渐进、由易到难。可以利用视觉优势（如图卡、字卡等）协助儿童了解即将发生的事或让其记住该做的事。部分无口语的儿童，可以借由辅助沟通交流系统（图片方式、电子符号形式）、手语等形式促进交流。

在语言方面，可以通过儿童日常生活中的动作与语言的配合，帮助其了解语言的实质意义，可利用模仿动作（训练视觉注意力）、听口令做动作（视觉与听觉的配合）、强化发音、练习简答等进行训练。

47. 腭裂儿童言语异常有哪些表现

腭裂儿童出现的异常言语是由于构音能力和共鸣能力障碍所致，常见的言语异常表现有：

共鸣异常：腭部是组成口腔及鼻腔共鸣重要结构，腭裂儿童腭部结构异常引起鼻腔和口咽腔相通，导致在发音时一部分气流进入鼻腔，从而产生额外的鼻腔共鸣。根据气流进入鼻腔的严重程度，共鸣异常也有不同的特征，包括从发声时伴有有限的鼻腔共鸣到很少或完全没有口腔共鸣。常见的共鸣异常表现有：①开放性鼻音（hyper nasality），即鼻音过重，是由软腭和咽部闭合不全，发声时产生过度鼻腔共鸣所引起，也称为鼻音化，是腭咽功能不全的主要表现。②鼻漏气（nasal escape），是指发音时腭部结构不能封闭口腔及鼻腔间的通道，造成本应从口腔通过的呼气气流由鼻孔逸出，尤其在发辅音时，由于气流大部分自鼻腔流出，口腔内气流较少，所以无法提供辅音发音需要的口腔内气流变化，从而导致发音含糊不清、音调低沉和音量小。

构音异常：①腭化构音。是指发音时舌在硬腭前部或软腭前部形成卷曲（舌背高抬呈卷曲状），气流从舌腭间的空隙通过时会经腭部的缺损进入鼻腔，出现附加的鼻音，听起来像是哼出的声音，在发摩擦音、鼻音和爆破音时可出现，临床上以发 k、g、c 等音时最易发现。②侧化构音。发音时舌与硬腭接触，在牙槽脊和牙弓的一侧或双侧形成空隙，气流从空隙逸出，形成气流与颊黏膜间的共振。③鼻咽构音。发音时舌后部后缩，舌与腭部接触良好，气流不穿过腭部的表面，逸出鼻腔，由软腭的振动形成软腭摩擦音，似鼻后部摩擦音。

其他语音异常：主要是由腭咽闭合功能不全引起。按发音特点可将语音异常分为以下几种：①声门爆破音，在言语病理学上被称为腭裂语音的代表音，其特点为发某些辅音时，声音似从喉部强挤出，且辅音起声时间消失或过短。②咽喉摩擦音，是腭咽闭合功能不全患者特有的一种异常语音，表现为发塞擦音时咽腔缩小，舌根和咽喉摩擦形成异常语音，在发声时几乎看不见患者的舌尖活动，语音清晰度较低。③咽喉爆破音，是腭咽功能闭合不全的特有语音，患者发音几乎只靠舌根和咽后壁的闭锁和开放完成。

48. 腭裂儿童言语异常的原因是什么

腭裂语音障碍的言语病理基础，主要是腭部结构缺失引起鼻腔和口咽腔相通、软腭和悬雍垂发育畸形及软腭肌肉缺陷，从而导致腭咽闭合机能不全、腭扁桃体和腺样体肥大、牙列发育异常及唇裂、舌体位置后移以及舌体体积过大或过小。

腭裂儿童由于有或曾有腭咽闭合不全，呼吸时口腔内气流自鼻腔流出，口腔内压力不足，患儿为了获得充足的口腔内压力，经常需要使舌位后置以缩小气流腔体积。此外，患儿在发声时也会尽量使舌背高抬以协助闭锁咽腔，增加口腔内气流压力。这种发声习惯是患儿为补偿腭部形态异常而形成的错误构音方法，即使在手术矫形后患儿也不易自我纠正，必须进行功能训练。常见的异常语音包括腭化构音、侧化构音、鼻咽构音等。

腭裂儿童在发音时由于腭咽部闭合不全，总试图在气流通过腭咽部进入鼻腔前利用咽部与喉部肌肉的紧张性变化阻挡进入鼻腔的气流，此时就会形成气流在声门处和舌咽部的异常摩擦。这些共同因素作用的结果形成了腭裂患者特殊的发音，包括声门爆破音、咽喉摩擦音、咽喉爆破音等。

49. 如何预防和治疗腭裂儿童言语异常

早期手术干预是预防腭裂儿童语音异常的主要方法。关于手术时机，学术界尚无定论，但早期手术能够获得良好的语音效果已成为共识。《2022 年版腭裂诊疗指南》建议患儿在 8 ~ 12 月龄时进行手术修复。随着年龄的增长，腭裂术后发生腭咽闭合不全的风险显著增加，手术年龄是影响腭裂手术效果的唯一因素。90% 以上 4 岁后手术的儿童会有不正常的发音习惯且难以矫正。因此，对于未能早期手术的腭裂儿童需在术后及时进行语音矫治。

腭裂儿童异常言语的基础治疗是通过手术使儿童获得基本正常的腭部结构和功能。但手术后的腭裂儿童却不一定能立即获得正常的言语构音能力，因此需要进行有针对性的言语训练，又称腭裂语音训练。腭裂儿童的语音训练须遵循以下原则：①训练在术后越早开始越好，一般在术后 2 ~ 3 个月开始；②重视腭咽闭合功能的改善；③语音训练一般遵循音素—音节—词汇—短句—短文—会话顺序，由易到难；④注意腭裂儿童是否合并听力、智力、心理等方面的异常，如有问题，须及时干预；⑤重视家长的作用，指导家长进行家庭语音训练。

语音训练的方式以一对一训练为主，治疗频度为每周 1 ~ 2 次，每次 30 ~ 60 分钟，训练过程中应首先调整儿童的情绪，采用休息和游戏交替的方式进行；也可以选择家长陪伴儿童训练，指导家长学习家庭语音训练策略。

50. 成年失语症言语异常有哪些表现

失语症是指大脑功能受损引起的语言功能丧失或受损。

成人失语症患者几乎在听、说、读、写等方面均表现出不同程度的障碍。首先是听理解障碍，以语义理解障碍最多见。患者能正确辨别语音，但是不能理解词义，重度患者对日常用品的名称理解困难，轻、中度患者对不常用的词或较长的句子及指令不能理解。也有失语症患者会出现语音辨识困难。这类患者能够分辨出自然的声音，如雨声、动物叫声，但却不能辨别人说话的语音。这类患者又常以书写能力作为补偿。成人失语症患者的口语表达障碍主要表现为发音错误、说话费力、不能重复别人说的字词或语句、对物品叫不出名字、说话时找不到合适的词等。一部分说话表现很流畅的患者语句里有很多错语，甚至是自己新造的语言，口语中缺少实用的词或有很多语法错误，不能准确表达自己的想法。部分重度失语症患者仅能发 baba、yaya 等没有意义的音或处在沉默状态，无法进行日常言语交流。失语症患者的文字阅读能力也会出现损伤。失语症患者的阅读障碍包括阅读理解困难，即不明白字词或句子的意思；朗读困难，不能朗读文字或语句。由于人类的语言中枢绝大多数集中在左侧大脑半球，所以大多数失语症患者也会表现出右侧肢体偏瘫。这时要求右利手患者用左手书写，可以看到患者出现文字书写困难，如不会写自己的名字、数字，不能进行抄写或描述性书写等。

51. 成年失语症言语异常的原因是什么

成年失语症的原因有很多，最常见的病因是脑血管疾病，大多是大脑中动脉或大脑后动脉分支病变的结果。70% 的失语症患者脑损伤的位置在左侧大脑半球，右利手失语症患者一般伴右侧偏瘫。短暂性脑缺血发作、脑血栓形成、脑栓塞、脑出血、腔隙性脑梗死、颅内静脉和静脉窦血栓形成、颅内动脉瘤、烟雾病等也可引发失语症状。颅内肿瘤也是成人失语症的重要病因，随着肿瘤的进行性生长，除了失语的表现外，患者临床也会出现逐渐增剧的头痛、呕吐等，并有进行性加重的局灶症状。多数癫痫患者起病初期的失语症状为暂时性发作，亦有与局部运动性癫痫伴同出现。人类语言的不同功能在大脑中均有对应的解剖定位，如大脑的额、顶、颞叶受损时可出现不同类型的失语症。脑外伤也是失语症的常见病因，在颅脑外伤所致的失语症中，损伤部位不同，失语症状也表现各异。如患者颞叶受损，多出现感觉性失语，并见视野上象限同侧偏盲；角回受损的患者多表现为轻型感觉失语，阅读困难比较突出等。此外，脑脓肿、脑寄生虫病、颅内细菌、病毒感染所致的脑膜炎、脑炎、脑蛛网膜炎也可导致失语，其中脑炎引起的失语常较为严重且恢复困难。额颞叶痴呆初期的失语可以是命名性失语，患者口语表达词汇日渐贫乏，错误逐渐严重，最后完全失语，而由于智力同时衰退，所以虽见失语日趋严重但患者不能自觉。阿尔茨海默病患者多出现感觉性失语症，错语、多语较突出。临床有逐步发展的失语症患者，无卒中开端，也不见有偏瘫，但智力同时衰退。这种具有进展特点的失语症称为原发性进行性失语症。

52. 如何治疗成年失语症导致的言语异常

成年失语症的治疗方法有很多，针对其言语异常的表现，临床主要采取以行为认知治疗为基础的语言康复训练。语言康复训练主要是针对失语症患者的听、说、读、写障碍进行。言语治疗师要对患者的言语表现进行系统评估，了解患者语言障碍的损伤程度，以便制订有针对性的语言康复治疗计划。其中，听理解训练主要是建立在对患者进行强听觉刺激的基础上。对重度听理解障碍患者，言语治疗师会让患者进行听词指图训练，对轻、中度听理解障碍患者可进行听指令或较长段落的口语理解训练。

患者除接受系统的语言训练外，患者家属在日常生活中也要多与其进行语言交流，在生活中让患者执行简单的指令是很重要的听理解训练内容。成人失语症患者的表达训练主要建立在模仿的基础上。重度语言表达障碍患者早期的训练主要是进行手势模仿及口型模仿，然后过渡到发音模仿。对于中等程度表达障碍患者，治疗师会要求患者进行重复说词或短句的训练，之后过渡到引导患者自己命名图片或描述画面。家属也可帮助患者在日常交流中命名物品，帮助他们快速准确地找词。阅读和书写训练不是成人失语症患者必须要做的训练，尤其对于年龄较大、对文字能力需求不大的失语症患者。但是如果患者的康复目标是回归社会，就要在专业言语治疗师的指导下进行全面系统的针对性训练。

53. 无喉者为什么要进行食道发音训练

无喉者是指由于喉部肿瘤和喉外伤等，为了挽救生命而不得不接受全喉切除术的人群。患者术后失去了喉部的正常结构，无法正常通过喉部进行呼吸和发声，但是仍然可以进行言语发声训练。这是因为言语功能是一个复杂的生理活动，包括呼吸功能的动力支持、喉部的发声、口腔内器官的构音运动、共鸣腔的共鸣活动等一系列运动，其中喉只是言语形成过程中的一部分。无喉者具有正常的呼吸器官，如肺和呼吸肌群，也有正常的构音器官，如唇和舌，只是由于手术切除了喉，失去了声带这一声音的振动体，并且由于手术导致的呼吸改道，如气管造口术，使得气流不再经过口腔进入，从而构音过程也被中断，因此患者不能正常发声并经过构音产生言语。在解剖位置上与喉相毗邻的食管常被认为是最好的代替声带发声的器官，食管可以储存气体，并且通过胸腹腔的压力使气流流动，环咽肌收缩可使食管入口变窄，并且利用食管入口的黏膜皱襞结构产生振动而发音，类似于平常打嗝声产生的过程。因此，无喉者可以训练通过控制食管内的空气，振动食管上段肌肉黏膜组织进行代偿，称为食道发声法。食道发声训练和练习可以使无喉者获得一种新的发声方式。

54. 哪些方法可以治疗无喉者的言语障碍

无喉者丧失了发音器官——声带，所以无法发音，也就无法进行言语交谈，因此，需要重建新的可以代替声带振动的器官。无喉者言语康复的方法主要有食道发声法、发声重建手术和人工喉。食道发声法是将空气咽入食管，使食管储藏一定量的空气，在气体未进入胃部之前，借助胸腔内压力并运用环咽肌收缩，使缩小的食管上端和下咽部黏膜形成振动源，以嗳气的形式使振动源发生振动而产生基音，并经构音器官加工形成语言。但由于食管内储存的气流有限，反复吞咽气体会使胃部充气胀脘不适，且气流压力的不足又会造成食道发音法发出的音调低钝、音质粗糙、发音短促，清晰度较差，因此，可考虑进行发声重建手术进行弥补。发声重建手术是利用外科手术的方法人为造成气管食道瘘，在气管食道瘘口安装发音管或发音钮使肺内气流在说话时经发音管改道食道，提高发声的音量和连续性，获得清晰的语音。发声重建术较好地解决了食道发声的不足，但由于食道气道形成瘘管，发音管不合适时易发生误吸，且发音管不易清洗，易引起感染等问题，因此，也可以选择使用人工喉进行体外发音代偿。人工喉是一种人造的发音装置，其振动发出基音，通过构音器官形成言语，按其振动源不同可分为机械人工喉和电子人工喉。人口喉的优点是设备简单、发出的声音时间长、响亮，可作长时间交谈，其缺点是使用不甚方便，交谈时需借助手的帮助，讲话时不能双手同时工作且发音的音质单调、刺耳，带有金属音，会给听者带来不适感。

55. 特定性语言障碍者的言语异常有哪些表现

特定性语言障碍（Specific Language Impairment，SLI）是一种发生在无听力损伤或智力障碍儿童身上的表现为语言发育落后的沟通障碍。特定性语言障碍表现在儿童的听、说、读、写等语言发展的各个方面，其特点是这种语言困难不是由已知的神经、感觉、智力或情绪缺陷引起，它会影响词汇、语法和话语技巧的发展，某些语素可能特别难以获得（如英语中的过去时、助动词、第三人称单数）。患有特定性语言障碍的儿童可能除了在语言方面有困难，在其他方面都很聪明和健康。他们实际上可能具有很高的非语言智商。特定性语言障碍也叫发育性语言障碍（Developmental Language Disorder）、语言发育迟缓（Language Delay）等。作为普遍的语言发育性障碍之一，特定性语言障碍影响 7% ~ 8% 的学龄前儿童，通常会持续至成年。

患有特定性语言障碍的儿童通常表现为开口讲话较晚，是一名“迟说话者”，他们的口语表达里程碑发展落后于同龄人。学前特定性语言障碍儿童可能有以下表现：①组词成句较晚；②学习新词困难、完成会话困难；③难以完成指令，并非因为性格固执，而是因其不能完全理解指令；④讲话时频繁出现语法错误。

尽管开口讲话晚的儿童可以追赶上同龄人的语言发展，但特定性语言障碍儿童的语言发展仍表现出长期困难，如①较少使用复杂句；②难以使用精准的词语进行表达；③难以理解形象化语言；④阅读困难；⑤叙事和书写缺乏条理性；⑥频繁出现语法和拼读错误。

56. 儿童出现特定性语言障碍的原因是什么

特定性语言障碍的具体原因尚无从知晓，但最新研究表明，特定性语言障碍有很强的基因关联。特定性语言障碍儿童的兄弟姐妹更易表现出开口讲话晚、讲话困难等特点。一项由美国国立卫生研究院资助的研究估计，SLI 的发病率在 5 岁儿童中为 7.6%，而唐氏综合征和孤独症的发病率远低于 1%。70% 在 5 岁时接受检查并被诊断为 SLI 的儿童到 18 ~ 20 岁时的语言能力仍然较低。50% ~ 70% 的 SLI 儿童至少有 1 名家庭成员患有这种疾病。然而，在这些家族 / 遗传研究中，很少单独发现 SLI 患儿的存在。此外，超过 75% 的受影响个体符合阅读障碍和（或）听觉处理障碍标准。尽管长期以来语言学家认为语言习得是一个轻松而又异常稳定的能力，不会受外界因素影响，但是针对特定性语言障碍的研究表明，遗传因素可能是语言习得困难的原因之一。此外，在儿童期习得两种及以上语言不会导致特定性语言障碍，相反，无论是多语言儿童还是单一语言儿童，同样都有可能患特定性语言障碍。

57. 如何预防和治疗特定性语言障碍者的言语异常

由于特定性语言障碍的发生与个体基因有较强关联，应对特定性语言障碍采取早发现、早治疗的基本原则。父母和其他儿童照护人应关注儿童的语言发展并与典型儿童的语言发展里程碑相对照，一旦发现儿童的语言发展有落后的可能，需要尽早寻求专业人士的帮助。

特定性语言障碍的诊断和治疗服务通常由具有临床资质的言语语言病理学家提供，治疗场所包括家庭、学校、大学言语语言病理学系、私人诊所和医院门诊部等。对特定性语言障碍儿童尽早进行诊断和治疗是至关重要的，无论治疗何时开始，其有效性都不会受到影响。特定性语言障碍的治疗效果与儿童的年龄和具体需求有关，尽早开始治疗可以帮助儿童尽早习得语法中的缺失点、提高词汇理解和使用能力，以及发展社交沟通技能。对于学龄儿童而言，治疗可以集中在帮助其理解课堂中的常规要求，解决诸多问题，如遵从指令、理解教师常用词语的意思、组织信息、改善听说读写能力等。对于成年特发性语言障碍患者而言，考虑到其面临进入新的工作角色、开展职业项目或接受更高教育的需求，治疗目标应以帮助其学习专业词汇或提高写作能力为主。

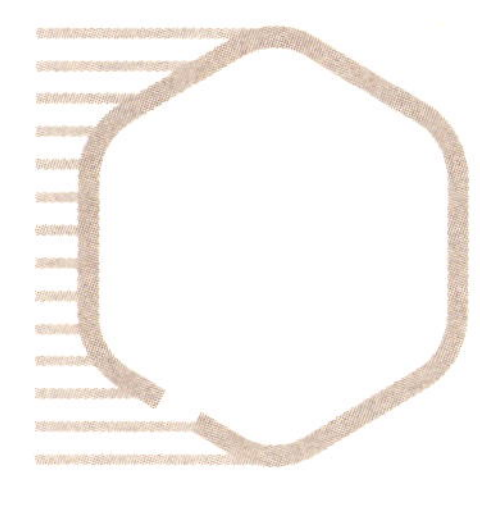

参考文献

[1] 陈小娟，张婷．特殊儿童语言与言语治疗 [M]. 南京：南京师范大学出版社，2015.

[2] 纳日碧力戈．语言人类学 [M]. 上海：华东理工大学出版社，2010.

[3] 世界卫生组织（WHO）康复协作中心．言语特殊困难儿童沟通能力康复训练手册 [M]. 香港复康会，编译．广州：中山大学出版社，2015.

[4] 王秋菊，孙喜斌，黄丽辉．新生儿听力及基因联合筛查 330 问 [M]. 北京：人民军医出版社，2013.

[5] 曲春燕，张芳．儿童言语语言障碍与治疗 [M]. 北京：北京出版社，2018.

[6] 潘世松．言语残疾预防与对策研究 [M]. 北京：中国社会科学出版社，2011.

[7] 李胜利．语言治疗学 [M]. 北京：人民卫生出版社，2008.

[8] 李胜利，王贞，张庆苏．中国 0 ～ 17 岁儿童言语残疾的数据分析和对策研究 [C]. 第三届北京国际康复论坛文集．中国康复研究中心北京博爱医院，2008.

[9] 吴海生，蔡来舟．实用语言治疗学 [M]. 北京：人民军医出版社，1995.

[10] 林宝贵．语言障碍与矫治 [M]. 中国台北：五南图书，2002.

[11] 贾林祥．自闭症儿童的语言障碍及其形成原因 [N]. 徐州师范大学学报，2007-04.

[12] 王小丽，崔刚，李玲．失语症康复的发展：理论与实践 [J]. 中国康复医学杂志，2019,05：17-21.

[13] 高素荣．失语症 [M]. 北京：北京大学医学出版社，2006.

[14] 钱志亮，沈玉，黄佳欣，等．智力障碍儿童与普通儿童入学成熟水

平的比较——智力障碍儿童随班就读的循证支持 [J]. 邯郸学院学报 ,2021,31(3)：64-72.

[15] 刘巧云 , 侯梅 . 康复治疗师临床工作指南——儿童语言治疗康复技术 [M]. 北京：人民卫生出版社 ,2019.

[16] 李晓捷 . 实用儿童康复医学 [M]. 第 2 版 . 北京：人民卫生出版社 ,2016.

[17] 刘海燕 . 家庭环境中智力障碍儿童语言训练的实践探索 [J]. 哈尔滨职业技术学院学报 ,2020(2)：137-139.

[18] 侯梅 , 于荣 , 赵荣安 , 等 . 脑瘫儿童的语言特征初探 [J]. 中华物理医学与康复杂志 ,2003(4)：42-44.

[19] 李胜利 . 语言治疗学 [M]. 第 2 版 . 北京：人民卫生出版社 ,2013.

[20] 陈晓璇 , 李国宏 . 影响初期腭裂手术后语音效果的因素分析 [J]. 临床口腔医学杂志 ,2022,38(1)：59-62.

[21] National Institute on Deafness and Other Communication Disorders, National Institutes of Health (NIH-DCD). Specific Language Impairment[EB/OL].https://www.nidcd.nih.gov/sites/default/files/Documents/health/voice/Specific-Language-Impairment.pdf.2017.

[22] Pinker S. The language instinct: How the mind creates language[M]. William Morrow Co.,1994.

[23] Rhea Paul,Courtenay F Norbury. Language Disorders: From Infancy through Adolescence, Listening, Speaking, Reading, Writing, and Communicating (Fourth Edition)[M].USA: Mosby, An Imprint of Elsevier Inc,2012.